W0470297

Jeremy Sherr
und Dynamis School

Die homöopathische

Arzneimittelprüfung

von

Schokolade

Jeremy Sherr und die Dynamis School for Advanced Homeopathic Studies
Die homöopathische Arzneimittelprüfung von Schokolade

Die englische Originalausgabe erschien unter dem Titel „The Homeopathic Proving of Chocolate“. Herausgeber der englischen Ausgabe: DYNAMIS BOOKS, 6 North Malvern Rd., Malvern, WR 14 4LT.

Aus dem Englischen übersetzt von Veronika Theis

FAGUS- Verlag, Jörg Wichmann
Eigen 81, D- 51503 Rösrath, Germany
Fax: +49 - 2205 - 912563
e-mail: Joerg.Wichmann@t-online.de

1. Auflage Okt. 1998
Druck: Books on Demand, Libri, Hamburg

ISBN 3-933760-01-1

Für Jenny in Liebe und Dankbarkeit

Diese Arzneimittelprüfung wurde von HomöopathInnen, Studierenden der 'Dynamis School for Advanced Homoeopathic Studies' (Schule für weiterführende Studien der Homöopathie) durchgeführt. Über die vergangenen vier Jahre hinweg haben sie dieses Mittel geprüft, die Prüfung überwacht, inhaltlich ausgewertet, und zusammengetragen und haben dabei immer nach größtmöglicher Genauigkeit und Präzision gestrebt. Die Liste aller Beteiligten ist zu lang, um sie einzeln namentlich aufzuführen, aber es ist von Anfang bis Ende ihre Arbeit. Ohne ihre Hingabe und Liebe zur Homöopathie wäre dieses Buch nicht zustande gekommen, und ich spreche jedem einzelnen von ihnen hiermit meinen Dank aus. Sie alle werden belohnt mit dem gewonnenen Wissen und der Erfahrung sowie in Zukunft mit der Freude der erfolgreichen Anwendung des Mittels in der Praxis. Meinen herzlichen Dank auch allen anderen Homöopathen in England und der ganzen Welt, die an dieser Prüfung teilgenommen haben. Prüfungsleiter: Jeremy Sherr F.S.HOM, R.S.HOM Repertorium: Dee Maclachlan P.C.H. Dank auch an John Morgan von der 'Helios' Apotheke für die Herstellung des Mittels und allen Mitglieder der 'Society of Homoeopaths' für moralische und finanzielle Unterstützung.
Besonderen Dank an Roger und Claire für ihre Schirmherrschaft und Unterstützung.

Wenn Sie Fälle, Informationen oder Fragen zu diesem Arzneimittel haben, wenden Sie sich bitte an:

Jeremy Sherr
c/o The Society of Homeopaths
2 Artizan Road
Northhampton NN1 4 HU
England

Inhalt

Einführung

Mein Entschluß, eine Arzneimittelprüfung von Schokolade durchzuführen, ging von der klinischen Erfahrung aus. Patienten berichteten häufig von negativen Auswirkungen des Schokoladenkonsums, manchmal sogar von schwerwiegenden Symptomen. Und es gab immer eine auffallende Anzahl von hochgradig schokoladensüchtigen Patientinnen und Patienten. Das Verlangen nach Schokolade übertrifft jedes andere Nahrungsmittelverlangen.

Schokolade ist in der Kultur des späten zwanzigsten Jahrhunderts ein wichtiges Element geworden. Die Anzahl von Anbietern ist erstaunlich. An jedem Kiosk, jeder Tankstelle, in jedem Geschäft kann man Schokolade sozusagen als 'kleine Streicheleinheit' neben anderen Waren kaufen. Aus dem Streben der Feinschmecker nach höchster Perfektion hat sich eine Schokoladensubkultur entwickelt. Die Bücher, Artikel in Illustrierten, Kurse und Klubs zum Thema Schokolade häufen sich.

Die Sucht nach Schokolade ist anscheinend weniger ein körperliches als ein emotionales Phänomen. Die Substanz wird häufig als Liebesersatz verwendet, ein Thema, das die Schokoladenwerbung mit ihren meist romantischen Szenen ausschöpft. Das Verlangen nach Schokolade ist bei Patienten häufig in Zeiten emotionaler Belastung entstanden, vor allem im Zusammenhang mit Liebesbeziehungen. Forschungsergebnisse zeigen einen Zusammenhang zwischen Schokolade und Hormonen, die ausgeschüttet werden, wenn Menschen sich verlieben.

Ein weiteres Thema, das sich abzuzeichnen schien, war die Affinität zwischen Schokolade und zwei Organsystemen: Kreislauf und Hormonsystem. Das Bedürfnis nach Schokolade trat oft während oder vor der Menstruation auf. Daß Schokolade viele Substanzen enthält, die das Herz beeinflussen, ist bekannt. Bei Tieren führen diese Stoffe nachweislich zu Herzversagen. Blut und Herz haben eine Beziehung zur Liebe und teilen deren Funktion, indem sie den Organismus mit Wärme und Nahrung versorgen, was den Gedanken von Schokolade als Liebesnahrung unterstreicht.

Bei dem Entschluß Schokolade zu prüfen, bestand das Hauptdilemma in der Entscheidung zwischen der zum Genußmittel verarbeiteten Schokolade und der Kakaobohne. Für beide Möglichkeiten gab es Argumente. Es ist oft wünschenswert, reinere Stoffe im Gegensatz zum komplexen Material zu prüfen. Andererseits ist Schokolade in der Form, wie sie heute hergestellt wird, die Substanz, die so starke Begierden weckt, und enthält möglicherweise für die Arzneimittelprüfung wichtige Zutaten, so daß die Summe unter Umständen mehr ist als die einzelnen Anteile. Meine Wahl fiel schließlich auf die reinste Form der verarbeiteten Schokolade, in der Hoffnung, eine Arzneimittelprüfung der Kakaobohne möge folgen.

Diese Arzneimittelprüfung wurde parallel zur Hydrogenprüfung durchgeführt, um so den Doppelblindeffekt zu erzielen. Bei vielen Prüfern hatte das Mittel einen tiefgreifenden Effekt. Die Wirkung hielt lange an, in einigen Fällen weit über ein Jahr.

Eine Prüfung wird hier als Ganzes wiedergegeben, damit das bemerkenswerte Bild, das sich entfaltet hat, erhalten bleibt. Berichte von Schokoladensüchtigen und Fälle, die einen starken Bezug zum Thema haben, sind als Ergänzung beigefügt. Weitere Berichte und klinische Erfahrungen werden sicher zu einem tieferen Verständnis des Mittels führen.

Wir wollen hoffen, daß uns diese Nahrung, einst als Währung verwendet, als Speise der Götter verehrt und nun ein so integraler Bestandteil der modernen Zivilisation, ein weiteres wirksames Mittel zur Heilung der Menschheit liefert.

Jeremy Sherr, 1993

Schokolade

Es fängt in der Kindheit an und läßt uns von da an nicht mehr los - das doppelte Dilemma der Schokoladensucht. In der heutigen Zeit der Diät und Gesundheitsapostel werden nicht viele von uns derartige Schlemmereien zugeben, doch oft genug fallen wir der süßen Versuchung zum Opfer und naschen Schokolade - wenn es sein muß heimlich. Wo und wann hat nun die Schokoladenaffäre begonnen?

Die Pflanze

Schokolade wird aus den Bohnen des Kakaobaumes, dem *Theobroma cacao L.*, hergestellt. 'L.' steht für Linnaeus, den Botaniker, der als erster die Spezies klassifiziert und sie 'theobroma' genannt hat, was auf griechisch soviel bedeutet wie 'Speise der Götter'. Er wählte diesen Namen in Anlehnung an die indianische Legende, welche berichtet, daß der Baum ursprünglich ein Geschenk der Götter gewesen sei. Alle Unterarten der Theobromagattung können einander befruchten, und alle Kreuzungen tragen zur weltweiten Kakaoproduktion bei.

Seit vier Jahrtausenden vor christlicher Zeitrechnung wächst Theobroma wild in den tropischen Gebieten Amerikas (in Äquatornähe im Umkreis von 10°) im Schatten der höheren Bäume des Regenwaldes. Durch Kultivierung des Baumes erstreckt sich der Bestand heute über andere tropische Regionen wie die Goldküste Afrikas und Zentralamerika.

Als Kulturpflanze wird der Baum sechs bis acht Meter hoch. Bis zu seiner fächerartigen Verzweigung zu den Seiten hin wächst der Stamm gerade nach oben. Der Hauptstamm setzt sich in einem neuen Sproß fort, der unterhalb des Fächers entspringt. Aus dem älteren Holz des Hauptstammes sprießen zahlreiche kleine Blüten, aus denen die schotenförmigen Früchte des Baumes heranreifen. Nur eine von fünfhundert Blüten produziert eine reife Frucht.

Im Verlauf des Reifungsprozesses verändern die Schoten ihre Farbe, angefangen bei grün oder purpur bis zu gelb oder gelblichrot. Wenn die Schote reif ist, enthält sie zehn bis zwanzig Samen, Bohnen genannt, eingebettet in weißliches Mark.

Krankheit

In der Monokultur ist Kakao sehr anfällig für Epidemien, die leicht auf benachbarte Farmen übergreifen und sich darum in kurzer Zeit über große Gebiete ausbreiten können. Ratten, Insekten, Pilze und Viren können Krankheitsträger bzw. -erreger sein. Die häufigste Krankheit der Kakaopflanze ist 'Black Pod' (= schwarze Schote), die während der Regenzeit auftritt. Durch Pilzbefall verfaulen Schote und Bohnen. 'Swollen Shoot' (= geschwollene Triebe) ist eine weitere schädliche Viruserkrankung, die in Westafrika auftritt und zum Absterben der Bäume führt.

Anbau

Der Kakaoanbau ist ein primitives, arbeitsintensives Unterfangen, das bis zur Einführung von Pestiziden, künstlicher Befruchtung und dem Einsatz von Maschinen in einigen Produktionsprozessen in jüngster Vergangenheit unverändert geblieben ist. Die Plantagenarbeiter schuften häufig in einer Wolke von Chemikalienstaub, was in erheblichem Maße auf Kosten ihrer Gesundheit geht. In Brasilien werden die Pflanzen mit starken Pestiziden besprüht, wie zum Beispiel mit kupferhaltigen Fungiziden, Organophosphorinsektiziden und Lindan (BHC), die zum großen Teil in anderen Ländern verboten sind.

Schätzungen der Weltgesundheitsorganisation zufolge sind 25.000 Todesfälle jährlich auf den Einsatz von Pestiziden in Entwicklungsländern zurückzuführen. Viele davon werden durch die Arbeit auf Kakaoplantagen verursacht. Insbesondere BHC löst Beschwerden von Herz, Augen und Atemwegen aus und kann zu Pneumonie, Leukämie und Aplastischem Syndrom führen. Im

Jahre 1986 wurden nahezu Höchstwerte von BHC im Kakao nachgewiesen, doch seit die Chemikalie offiziell verboten ist, ließ die Regierung keine Tests mehr durchführen. Der Verband der Keks-, Kuchen-, Schokolade- und Süßwarenhersteller in England hat in 60% des getesteten Kakaos BHC nachgewiesen, was jedoch noch weit unter den Höchstwerten liegt.

Ernte

Ein Baum produziert jährlich im Durchschnitt zwanzig reife Schoten, und die Jahresernte von einem Hektar Anbaufläche kann bis zu 450 kg Kakao erreichen kann. Während der Ernte schneiden die Plantagenarbeiter die Schoten auf und nehmen die Bohnen heraus. Die markige, kohlehydratreiche Masse läßt man anschließend in Alkohol, Kohlendioxyd und Essigsäure fermentieren (310 Tage lang). Während dieses Prozesses kann die Temperatur bis zu 50°C erreichen.Dabei lösen sich die Bohnen aus dem Fruchtfleisch und die Samen werden abgetötet. Gleichzeitig setzen Enzymreaktionen ein, durch die sich später bei der Röstung das typische Kakaoaroma entwickelt.

Anschließend werden die Bohnen entweder an der Sonne oder in großen Trockenmaschinen künstlich getrocknet. Die ursprünglich purpurfarbenen Bohnen nehmen dabei eine braune Färbung an.

Produktion

Nach dem Trockenvorgang werden die Kakaobohnen geröstet und noch warm in kleine Stückchen zerstoßen. Die Kakaobohnensplitter werden nun einer alkalischen Behandlung unterzogen, um die vorhandenen Säuren zu neutralisieren, und dann weiter getrocknet oder geröstet. Nach dem Abseihen der Samenkeime werden die Splitter gemahlen, und die sogenannte 'Flüssigschokolade', auch 'Bitterschokolade' genannt, entsteht.

Diese Kakaomasse, mit einem Fettgehalt von mindestens 50%, ist die Basis für alle Schokoladenprodukte. Gehärtet wird sie als Backschokolade verwendet, wenn man sie preßt, entsteht Kakaobutter. Nachdem das Fett bis zur Hälfte ausgepreßt ist, wird die Bitterschokolade zu Kakaopulver zerrieben.

Zur Herstellung von süßer Schokolade wird Bitterschokolade mit Zucker, Aromastoffen und Kakaobutter gemischt und bei Zimmertemperatur ausgerollt. Für Milchschokolade werden demselben Prozeß gehärtete Milchanteile beigefügt. Die Güteklasse des Endproduktes hängt von der Dauer der Röstung, der Qualität der Kakaobutter und den diversen für die Mixtur verwendeten geheimen Rezepturen und Methoden ab.

Kakao

Die Substanz

Kakao enthält hauptsächlich folgende Wirkstoffe:

a) Koffein - eine stickstoffhaltige, organische, zur Gruppe der Alkaloide gehörende Verbindung. Es wirkt stimulierend auf das Zentrale Nervensystem, Herz, Blutgefäße und Nieren (als mildes Diuretikum). Die negativen Wirkungen von Koffein sind Reizbarkeit, Nervosität, Angst, Kopfschmerzen und Schlaflosigkeit.

b) Theobromin - Ein Methylxanthin und Hauptalkaloid von Kakao. Es wirkt stimulierend auf das Herz und verursacht flüchtige Tachykardie. Theobromin hat abhängigmachende Eigenschaften und wird daher als Ursache für die Schokoladensucht angenommen. Der Anteil von Theobromin in Kakaoprodukten ist fünf- bis zehnmal so hoch wie der Koffeinanteil. (Es ist evtl. erwähnenswert, daß an Hornissen durchgeführte Experimente mit Theobromin eine ausgeprägte aphrodisische Wirkung hervorgerufen haben.)

c) Theophyllin - zur Alkaloidgruppe der Xanthine gehörig.

Kakaobutter

Das Theobroma-Öl ist ein blaßgelbes, eßbares Pflanzenfett. Obgleich die Kakaobutter zu 50% aus ungesättigtem Fett besteht und wenig Einfluß auf den Cholesterinspiegel hat, wird es nicht besonders gut aufgenommen. Es schmilzt bei einer Temperatur, die nur geringfügig unter der Körpertemperatur liegt und wird daher für pharmazeutische und kosmetische Produkte, wie zum Beispiel Lippenstift, verwendet.

Schokolade

Das Endprodukt Schokolade besteht aus Kohlehydraten, Fett, Eiweiß, Wasser, Koffein, Theobromin und Asche. Es ist ein guter Spender für Eisen, Kalzium, Phosphor und Magnesium und enthält darüber hinaus in geringen Mengen die Vitamine A, B1 und B2. Erst kürzlich wurde die außerordentliche Entdeckung gemacht, daß Schokolade unter anderem Phenyläthylamin enthält, einen Stoff, der vom Gehirn produziert wird, wenn man verliebt ist.

Historische Anfänge

Die Mayas führten Kakaosamen mit sich, als sie gen Süden wanderten. Sie ließen sich in den Gebieten nieder, die später von den Azteken beherrscht wurden. Die kulturelle Bedeutung von Kakao läßt sich bis zu den Priestern der Azteken zurückverfolgen, anscheinend hat er bei religiösen Zeremonien eine wichtige Rolle gespielt. Die Bevölkerung des großen Aztekenreiches betete die Sonne und die Gefiederte Schlange an - den Gott 'Quetzalcoatl', Schöpfer der Rasse. Die Azteken glaubten, er habe den Kakao als göttliche Gabe erschaffen, um Mattigkeit zu beheben und dem Menschen angenehme Ruhe zu schenken. Nach dem Glauben der Mayas sollte ein Getränk, das aus Kakaosamen zubereitet wurde, sie nach dem Tode ernähren. Die Azteken sprachen dem Kakao die Kraft zu, die übersinnlichen und geistigen Fähigkeiten des Menschen zu stimulieren.

Die Kakaofrucht wurde auch als Währungseinheit verwendet. Von den Azteken besiegte Stämme mußten ihren Tribut in Kakaobohnen entrichten. Anscheinend konnten reiche Leute einen Hasen für zehn und eine Kurtisane für zwölf Bohnen kaufen. Die spanischen Eroberer stellten erstaunt fest, daß den Kakaobohnen ein höherer Wert beigemessen wurde als jeder anderen Substanz, sie wurden sogar höher geschätzt als Gold.

Die Azteken verwendeten den Schokoladentrunk als Basis für medizinische Rezepturen. Aromatisiert mit Vanille und Gewürzen war er ein Luxusgetränk, das der Adel genoß.

Aztekenlegende

Die aztekische Legende erzählt die Geschichte einer Prinzessin, deren Obhut ein großer Schatz anvertraut war, während ihr Mann in der Ferne die Grenzen des Reiches verteidigte. In seiner Abwesenheit wurde sie von seinen Feinden angegriffen, doch selbst unter Folter gab sie das geheime Versteck des Schatzes nicht preis. Über ihr Schweigen erzürnt, töteten die Soldaten die Prinzessin. Die Kakaopflanze sproß aus ihrem Blut, und seither heißt es, daß die Frucht in ihrem Samen einen großen Schatz verbirgt - bitter wie Liebesleid, stark wie die Tugend und rot wie Blut.

Mexikanische Legende

Eine andere Version der Legende, die der mexikanischen Überlieferung entstammt, berichtet, daß der Menschengott Quetzalcoatl in das verlorene Paradies geführt wurde, wo sich die Kinder des Sonnengottes aufhielten. Bei seiner Rückkehr in die Welt der Menschen brachte Quetzalcoatl die Kakaosamen mit. Er pflanzte den Kakao in seinem Garten, ernährte sich davon und wurde von dem Saft berauscht. Auf diese Weise inspiriert, sammelte er seine Schüler um sich, lehrte sie die Künste des Ackerbaus, der Astronomie und der Medizin und wurde der Herrscher Mexikos.

Ankunft in Europa

Die Indianer Südamerikas haben Kakaobäume vermutlich bereits 1000 Jahre vor der Entdeckung und Kolonisierung des amerikanischen Subkontinentes durch die Spanier angebaut. Man nimmt an, Christoph Columbus und seine Mannschaft haben den Kakaobaum und seine Früchte bei ihrer vierten Reise zwischen 1502 und 1504 entdeckt. Nach der Eroberung Mexikos oder des Aztekenreiches durch Cortez im Jahre 1521 kam der Kakao in die Alte Welt. Berichten zufolge war er es, der die Schokolade als erster im Jahre 1528 nach Spanien brachte. Die Spanier fanden bald heraus, warum die Pflanze und das Getränk so hoch geschätzt wurden und nahmen Schokolade in ihren eigenen Speiseplan auf.

Den Eroberern schmeckte das Getränk jedoch nicht auf Anhieb. Erst als jemand die Idee hatte, den bitteren Geschmack mit Zucker zu versüßen, wurde es unter den Spaniern in Mexiko populär. Später kamen sie darauf, Trinkschokolade heiß zuzubereiten, und schon bald breitete sich eine Vorliebe für Schokolade nach Europa aus. Zusammen mit Tee und Kaffee, die etwa zur selben Zeit aus China und Arabien angekommen waren, hielt Schokolade Einzug in die gehobene Gesellschaft und wurde Teil einer neuartigen sozialen Aktivität.

Im Jahre 1606 schmuggelte Antonio Carletti, ein in Spanien arbeitender Italiener, ein Geheimrezept nach Italien. Kurze Zeit später machten sich professionelle Schokoladenhersteller in Venedig und Florenz einen Namen.

In Frankreich stellte Alphonse Richelieu (Bruder von Kardinal Richelieu), der Erzbischof von Lyon, aus Schokolade eine Medizin für Darmverstopfung her. Darum hat man dem Kakao, bevor er zum Luxusgetränk wurde, medizinische Eigenschaften zugeschrieben.

Bis zur Mitte des siebzehnten Jahrhunderts war Trinkschokolade in ganz Westeuropa bekannt, doch als Luxusartikel sehr teuer, weil der Vorrat an Kakaobohnen klein war.

Die Engländer, welche die Schokolade im Jahre 1657 entdeckt hatten, fügten dem Getränk ab 1700 Milch bei.

Im achtzehnten Jahrhundert breitete sich der Kakaoanbau in Brasilien, Martinique und den Philippinen aus, und in vielen europäischen Städten machte die Kunst der Schokoladenherstellung Fortschritte. Vom Ernten der Bohnen bis zur fertigen Schokolade wurde jeder Produktionsschritt in Handarbeit ausgeführt, bis die Spanier Mitte des achtzehnten Jahrhunderts die mechanische Herstellung einführten.

In dem Produktionsprozeß war immer die ganze Bohne verwendet worden, doch vielen Menschen war der Fettgehalt zu groß. Im Jahre 1828 erfand der holländische Hersteller Van

Houten eine Presse, mit deren Hilfe sich ein großer Teil des Fettes (Kakaobutter) von dem Kakao trennen ließ. Dies trug in hohem Maße zur Verbesserung von Geschmack und Verdaulichkeit der Schokolade bei. Die Produktion von Kakaobutter führte im späteren neunzehnten Jahrhundert zur Herstellung von Tafelschokolade.

Schokolade und Gesundheit

Meinungen

Zuviel Schokolade gilt als gesundheitsschädlich, und Geständnisse wie „ich habe gesündigt" werden häufig mit dem Verzehr von Schokolade assoziiert. Doch es gibt auch Gegenstimmen!

„Die Kakaofrucht", so der deutsche Naturforscher Alexander von Humboldt, „ist ein einmaliges Phänomen der Natur. Nie hat es eine so kleine Frucht gegeben, die so viele gute Eigenschaften in sich vereinigt."

A. Brillat-Savarin schrieb in seiner 'Physiologie de Gout': „Personen, die regelmäßig Schokolade zu sich nehmen, erfreuen sich einer besonders stabilen und konstanten Gesundheit und sind weniger anfällig für eine Vielzahl von Krankheiten, welche die Lebensfreude trüben."

Tatsächlich ist Schokolade leicht verdaulich und gehört zu den Nahrungsmitteln, welche im Verhältnis zu ihrem Gewicht ein Höchstmaß an Energie spenden. Sie enthält zahlreiche Mineralien und kann einen vergleichsweise hohen Eiweißgehalt aufweisen.

Gerüchte

Eine Reihe von Gerüchten sind durch die Ergebnisse wissenschaftlicher Forschungen hinfällig geworden:

1. Der Schokolade wurde unterstellt, Hautreaktionen wie Akne, Dermatitis, Pickel und indirekt auch Herpes zu verursachen. Nachweislich hat Schokolade jedoch nur eine sehr geringfügige Wirkung auf die Haut. Tests haben gezeigt, daß der Verzehr von Schokolade in großen Mengen auf Akne vulgaris keinerlei Einfluß hat.
2. Es wird behauptet, der in Schokolade enthaltene Zucker führe zu Karies. Doch entgegen der landläufigen Meinung behindert das im Kakao enthaltene Theobromin den Streptococcus mutans, den wahren Schuldigen für die Zahnlöcher. Theobromin bindet Mineralien wie Kalzium und Magnesium und macht sie somit unerreichbar für Bakterien, die diese Mineralien zum Wachstum benötigen.
3. Zuckerhaltige Nahrungsmittel sind im allgemeinen die Hauptursache für die Bildung von Zahnbelägen. Tests haben jedoch gezeigt, daß Personen, die Schokolade essen, weniger Zahnbelag haben als Personen mit normalen Eßgewohnheiten. Dafür wird der Fettanteil in der Schokolade verantwortlich gemacht, der die Eigenschaft hat, die Zähne mit einer Schicht zu überziehen.
4. Viele figurbewußte Menschen verbannen Schokolade wegen Gewichtsproblemen aus ihrem Speiseplan. Neuesten wissenschaftlichen Forschungsergebnissen zufolge produziert Schokolade jedoch keine Fettleibigkeit.

Assoziationen

Schokolade war ursprünglich ein Symbol für die Lebensart und Lebensfreude der Adligen.

Im sechzehnten Jahrhundert waren Liebestränke beliebt, und 'Liebeskrankheit' wurde als spezifisches Syndrom angesehen. Die spanischen Eroberer hatten beobachtet, daß Montezuma sehr viel Schokolade trank und waren von ihrer aphrodisischen Eigenschaft überzeugt. Sie meinten, sie verliehe ihm „Zugang zu Frauen". Seither ist Schokolade immer mit romantischer Liebe assoziiert worden. Heutzutage schenkt man seinen Liebsten zum Valentinstag, Geburtstag oder anderen Festen Schokolade in herzförmiger Verpackung. In der Fernsehwerbung stürzen sich Männer in riskante Abenteuer, nur weil die Damen sie (die Schokolade) lieben.

Viele Psychologen sehen Schokolade als emotionalen oder Liebesersatz. Manche gehen sogar so weit zu sagen, daß wir mit jedem köstlichen Bissen das innere Kind belohnen und Erinnerungen an die Mutterbrust wachrufen. Wahr ist allerdings, daß viele Menschen instinktiv nach Schokolade greifen, wenn sie deprimiert sind oder an Energiemangel leiden.

Es gibt offenbar eine sehr gute biochemische Erklärung für das Verlangen nach Schokolade bei gebrochenem Herzen. Im Zustand der Euphorie, wie bei Verliebtheit, schüttet das Gehirn den Botenstoff Phenyläthylamin (eine amphetaminähnliche Substanz) über den Speichel aus.

Einem Bericht von Liebowitz und Klein zufolge leidet ein zurückgewiesener Liebhaber wegen Mangels an ß-Phenyläthylamin an sogenannter 'hysteroider Dysphorie'. Ihrer Meinung nach enthält Schokolade viel von dieser Substanz und ist daher der Grund für unbewußtes Verlangen nach Schokolade bei enttäuschter Liebe.

Wegen des geringen Anteils an Phenyläthylamin (660 mg auf 100g) vertreten andere die Auffassung, die Beliebtheit von Schokolade sei eher auf ihre anregende Wirkung auf das Herz, die abhängig machenden Eigenschaften und die Assoziationen mit sinnlicher Lust zurückzuführen.

Die sinnliche Empfindung, die mit dem Genuß von Schokolade einhergeht, läßt sich nicht leugnen. Geruchs-, Tast- und Geschmackssinn sind vereint in dem Erlebnis, wenn Schokolade im Munde zergeht, langsam weicher wird und die Geschmacksknospen umhüllt. Kein Wunder, daß die Werbung verführerische Bilder und reine Lust mit Schokoladenprodukten in Zusammenhang bringt.

1992 wurde in England die „Chocolate Society“ gegründet, die sich für 'echte Schokolade' einsetzt, weil viele Hersteller die teurere Kakaobutter mittlerweile durch Palmöl ersetzen. Bestimmte Firmen jedoch sind stolz auf ihre Produkte. Sie verwenden keine Ersatzstoffe, weil für sie die Herstellung guter Schokolade eine Kunstform ist, deren Früchte von vielen Kennern geschätzt werden.

Kakao in Allens Enzyklopädie

Theobroma cacao, Linn.

Natürliche Ordnung: Sterculiaceae.
Gattung: Buettnerieae.
Gewöhnlicher Name: Kakao (Anteil von Schokolade)
Zubereitung: Verreibung der Samen (roh).

Um die Wirkung der in Kakao enthaltenen aktiven Elemente (aromatische Essenzen und Theobromin) auf das Nervensystem und seinen Einflußbereich zu bestimmen, war es notwendig, diese Elemente so gut wie möglich von den fettigen Substanzen (Kakaobutter) zu trennen, die einen Hauptanteil der Bohne ausmachen.

Mit dieser Absicht haben wir ein Dekokt aus pulverisiertem Kakao in kochendem Wasser zubereitet und mit dieser Flüssigkeit unsere Experimente durchgeführt.

Indem wir uns dem Einfluß eines Dekoktes aus gut geröstetem pulverisiertem Kakao mit einem hohen Anteil an ätherischen Stoffen aussetzten, stellten wir fest, daß dieses Getränk eine Erregung des Nervensystems hervorruft, ähnlich der Wirkung von starkem schwarzem Kaffee. Zumal diese Wirkung ausbleibt, wenn man ein Dekokt aus der rohen Bohne zubereitet, ist es nur natürlich, sie den ätherischen Stoffen zuzuschreiben, die sich während der Röstung im Kakao entwickeln.

Der Unterschied zwischen einem Dekokt aus pulverisiertem geröstetem Kakao und aus derselben Substanz im Rohzustand tritt noch deutlicher zutage, wenn man die Wirkung auf die Blutzirkulation beobachtet.

Beim ersteren zeigen sphygmographische Aufzeichnungen einen erregten Zustand der Zirkulation, indiziert durch einen beschleunigten, volleren Puls und verringerte arterielle Spannung.

Wenn hingegen ein Aufguß aus der rohen Bohne verwendet wird, tritt die Wirkung von Theobromin in den Vordergrund, wodurch ein völlig andersartiger Puls entsteht, was sich eindeutig bestätigen läßt, wenn man die darauf folgenden Spuren bei einer einzelnen Person untersucht.

Um den Nährwert von Kakao zu erklären, müssen wir berücksichtigen, daß diese Substanz ein bestimmtes Alkaloid enthält, das Theobromin, dessen physiologische Wirkung mit denen von Koffein und Tein identisch ist (das ist durch zahlreiche Experimente erwiesen). Ebenso wie die Wirkstoffe von Kaffee und Tee verzögert Theobromin den organischen Gewebeverfall und verleiht damit dem Kakao einen hohen Rang unter „les aliments d'épargne ou antidéperditeurs" (= den erhaltenden oder antidegenerierenden Nahrungsmitteln).

Kommentar

Bei früheren Arzneimittelprüfungen hatte ich beschlossen, meine eigenen Gedanken in bezug auf das 'Bild' des Mittels nicht einzubringen. Eine originale Arzneimittelprüfung sollte meiner Meinung nach eine reine Aufzeichnung sein, frei von persönlichen Interpretationen und somit von Vorurteilen. Jedem einzelnen Homöopathen sollte es überlassen bleiben, die Symptome zu einem sinnvollen Bild miteinander zu verweben. Jeder Versuch, die breit gefächerte Symptomatik einer ausführlichen Arzneimittelprüfung in ein paar Grundideen zusammenzufassen, hat seinen Preis, und zwar fällt ihm die unverfälschte Gesamtheit der Symptome zum Opfer. In § 6 sagt Hahnemann: „Der vorurteillose Beobachter, - die Nichtigkeit übersinnlicher Ergrübelungen kennend, die sich in der Erfahrung nicht nachweisen lassen, - auch wenn er der scharfsinnigste ist" und in § 7 fährt er fort: „ - das Einzige, was die Wahl des angemessensten Hilfsmittels bestimmen kann - so muß, mit einem Worte, die Gesamtheit der Symptome das Hauptsächlichste, ja einzige sein, was er an jedem Krankheitsfalle zu erkennen hat."

Bei der Arzneimittelprüfung von Schokolade jedoch, bereichert durch viele Diskussionen im Unterricht, habe ich mich entschlossen, eine Ausnahme von der Regel zu machen und ein paar kurze Kommentare zu Themensträngen zu geben, die ich bei dieser Arzneimittelprüfung wahrnehme.

Das Thema romantischer Liebe, das in der landläufigen Schokoladenfolklore so verbreitet ist, war in der Prüfung nicht stark vertreten. Nach Gesprächen mit vielen hochgradig Schokoladensüchtigen wurde ersichtlich, daß die Gefühle, die mit der Konsistenz, den Eigenschaften von Weichheit, Wärme und dem 'zarten Schmelzen im Mund' einhergehen, besonders hoch geschätzt werden. Diese Empfindungen werden häufig mit Nahrung, Muttermilch und Mutterliebe assoziiert.

Ein sehr eindeutiges Thema zeichnete sich jedoch in der Prüfung ab, und ich habe eine ganze Weile gebraucht, bis ich die Beziehung zwischen diesen Symptomen und der Substanz Schokolade verstanden habe. Ich führte dies zum Teil auf die vielen Zutaten zurück, die in moderner Schokolade enthalten sind, nicht zuletzt auf die Kakerlaken und den Mäusedreck. Die Verbindungen wurden klarer, als die Berichte von Menschen mit extremer Sucht oder Abneigung gegen Schokolade eingefügt wurden. Diese Aspekte drehen sich um Familienthemen, oft im Zusammenhang mit Nahrung und Kindererziehung. In der modernen menschlichen Zivilisation ist das Großziehen der Kinder zu einem Isolationsprozeß geworden, der getrennt von der Unterstützung durch eine Gemeinschaft oder Großfamilie stattfindet. Die natürlichen Grenzen der Erziehung werden somit überspannt, so daß die moderne menschliche Psyche neuen Dimensionen und zusätzlichen Belastungen ausgesetzt ist. Diese Entwicklung steht offenbar unseren animalischen Instinkten entgegen, die Jungen aus dem Nest zu werfen, sobald sie sich selbst versorgen können.

Diese gegensätzlichen Aspekte werden vielleicht am besten durch einige Hauptmittel repräsentiert, die Verlangen nach Schokolade haben. Sepia und Phosphor, beide bekannt für Schokoladensucht, haben Gleichgültigkeit und Abneigung gegen Famile und Kinder mit dem Arzneimittel Schokolade gemeinsam. Hydrophobinum (Lyssin) und Carcinosinum haben ebenfalls Verlangen nach Schokolade und reflektieren eines der Hauptthemen der Arzneimittelprüfung. Hydrophobinum, der tollwütige Hund, repräsentiert das ganz elementare Tier; Carcinosinum dagegen stellt den hyperzivilisierten Menschen dar. Krebs ist die Krankheit des zwanzigsten Jahrhunderts, und Carcinosinum wird oft mit zivilisierter 'sanfter Unterdrückung' in Zusammenhang gebracht, d.h. Emotionen, Gefühlsausdruck, Spontaneität und Träume fallen den Zwängen der Anpassung zum Opfer. Diese Unterdrückung entstammt häufig den Belastungen, denen Eltern durch die moderne Kindererziehung unterworfen sind, in der Schokolade eine der Abwechslungen ist - wie es die Schokoladenprüfung reflektiert. Die Spaltung zwischen

animalischen Instinkten und überzivilisiertem Verhalten offenbart sich im Verlaufe der Schokoladenprüfung immer wieder.
Alles übrige überlasse ich Ihren eigenen Studien und Interpretationen.

Anekdoten

Kakerlaken

Die Zeitschrift für Komplementärmedizin *Journal of Alternative & Complementary Medicine*, Januar 1990, Kolumne von Leon Chaitow (beratender Herausgeber):

„Schokoladenliebhaber dürften Kakerlaken hassen!

Laut dem Magazin 'Family Practice News' reagieren Asthmatiker, die gegen Schokolade allergisch sind, möglicherweise auf die darin enthaltenen Kakerlakenanteile.(I)

Offenbar sind viele Asthmapatienten allergisch gegen Kakerlaken. Menschen aus unteren sozioökonomischen Schichten werden gegenüber Kakerlaken eher sensibilisiert.(II)

Die amerikanische Behörde für Nahrungsmittel und Medikamentenüberwachung hat Richtlinien für Schokoladenhersteller herausgegeben, in denen es heißt, daß der 'Kakerlakenanteil' in Schokolade 4% des Gewichtes nicht übersteigen darf. Offenbar ist es unmöglich, die Kontaminierung der Bottiche, die bei der Kakaoproduktion verwendet werden, zu verhindern.

Der Anblick von Fotos kranker Lungen bleibt bei Rauchern meist wirkungslos. Wenn man hingegen Kakerlaken im Kakao erwähnt, so kann das bei Schokoladenliebhabern eine dramatische Umstellung ihrer Eßgewohnheiten zur Folge haben.“

(I) berichtet von Alan Gaby in seiner Kolumne für den „Townsend Letter for Doctors“, Juli 1989, S.350-1 (911 Tyler Street, Port Townsend, Washington 98368) - eine gute Quelle für Neuigkeiten

(II) American Academy of Allergy and Immunology (Bericht beim Kongreß 1989)

Auszüge aus Blacks „Veterinary Dictionary“ (Wörterbuch der Veterinärmedizin)

„Schokoladenvergiftung. Das Verfüttern von Schokoladenabfällen an Rinder hat in Großbritannien zu tödlichen Vergiftungen bei Kälbern geführt. Die Tiere reagierten mit Erregung, starrten in alle Richtungen, liefen mit übertriebener Gangart und erlitten Konvulsionen.

Man nahm an, die Erregung sei auf den Koffeingehalt zurückzuführen: Der Theobromingehalt kann bei dem verendeten Kalb zu Herzversagen geführt haben. (siehe auch Kakaovergiftung.)“

Toxikologischer Bericht

„Mein 22 Monate alter männlicher Tibetanischer Terrier fraß eine große Tafel Vollmilchschokolade. Daraufhin wurde er extrem hyperaktiv und ruhelos. Er fing an zu hecheln, konnte nicht stillhalten, rannte die Treppe auf und ab, kam zu mir, leckte mich ab, rannte aus dem Haus und wieder hinein, immer hin und her - zwei Stunden nachdem er die Schokolade gefressen hatte, gab er einen langgezogenen Klagelaut von sich und starb draußen in der Sonne an Herzinfarkt.“ Sarah Meyer, R.S.Hom.

Berichte von Schokoladenliebhabern

Aus einer Fernsehsendung über Schokolade

„Es ist eine totale Explosion der Nebenhöhlen, glaube ich." „Es ist so herrlich süß vorne im Mund, es klebt im Mund und an allen Zähnen ... herrlich, herrlich."

„Ich fühle mich dadurch, ich weiß nicht, ich fühle mich einfach wohl. Was soll ich sagen - wenn ich so richtig schön zugeschlagen habe, dann fühle ich mich total entspannt - fast wie nach einem Orgasmus. Es ist ein herrliches Gefühl von Wohlbefinden, das mich von oben bis unten durchströmt."

„Ich habe es genossen. Es hat mir so ein Glücksgefühl gegeben. Ich war dann obenauf. An diesem Gefühl hat sich anscheinend nichts geändert, denn ich kann an den Schokoriegeln im Kiosk nicht vorbeigehen. Es macht mich immer noch glücklich, und ich kann nicht widerstehen - es ist fatal."

„Wenn sie Schokolade aß, bekam sie einen glasigen Blick."

„Ich möchte gern wissen, wie eine vernünftige, gesunde Frau von Schokolade abhängig sein kann. Ich kann mein Büro leiten, kann jede Woche eine Zeitung herausbringen, aber wenn man mir ein Mars hinhält, bin ich ein zitterndes Häufchen Elend."

„Man assoziiert es mit Anerkennung durch die Eltern."

„Es macht Spaß, es ist angenehm, es ist wie Zurückkriechen in Mamas Bauch."

„Ich glaube, jeder der mit 18 heiratet, erwartet Mondlicht und Rosen und 'sie lebten glücklich bis an ihr Ende', aber die Wirklichkeit war ganz anders! Ich war einfach desillusioniert, und Schokolade hat mir das Gefühl genommen. Ich aß mindestens 10 bis 11 Tafeln am Tag, aber es half nicht, es hat das Problem nur verschlimmert. Einmal habe ich sie in der Wasserspülung der Toilette versteckt. Ich wickelte sie in Plastiktüten ein, schraubte die Wasserspülung auf und versteckte sie dort. Ich habe sie hinter dem Herd versteckt, in der Friteuse, unter der Matratze vom Kinderbett, ich habe jedes nur mögliche Versteck benutzt."

„Armer Brian, wenn er von der Arbeit heimkam, wußte er nicht, wie er mich vorfinden würde. Ich konnte mich vollgestopft haben und auf einem Höhenflug sein. Wenn er nach Hause kam und ich ihn kichernd und lachend empfing, wußte er es immer sofort. Er sah mich an und sagte: 'Du hast wieder Schokolade gegessen, nicht wahr?' Ich antwortete: 'Ja, na und? Was willst du dagegen tun?' Mir war die Schokolade wichtiger als Brian. Es ging soweit, daß er mich zu Hause einsperren mußte. Wenn er nach zehn Minuten zurückkam, rutschte ich schon auf den Knien und bettelte um eine Tafel Schokolade - 'Bitte, bitte, bitte gib mir die Schokolade.' Aber er stand einfach nur da und sagte: 'Nein, wenn du die Schokolade ißt, wirst du krank.' Und ich habe ihn gehaßt. Ich ging hinaus und kaufte mir eine Schachtel After Eight. Ich aß die halbe Schachtel leer, fühlte mich danach richtig krank, hatte Migräne und kollabierte. Ich konnte mich nicht bewegen, ich schrie und weinte. An dem Tag schwor ich, nie wieder Schokolade anzurühren."

„Dies ist ungefähr die Menge, die ich damals täglich aß: vier Tafeln Schokolade, jede 250g schwer. Ich aß nur reine Schokolade. Ich sah immer auf der Rückseite nach, sie mußte mindestens 51-55% Kakaomasse enthalten, manchmal sogar 75%. Meine Frau schrieb immer auf, wieviele Tafeln ihr gehörten, um sicher zu sein, daß ich keine stiebitzt hatte - mißtrauisches Weib! Nach 2 Pfund Lindtschokolade täglich konnte ich es nicht auf ein Kit Kat herunterschrauben - das ist einfach nicht dasselbe."

„Seit er gestorben ist, bin ich einsam. Schokolade gibt mir Befriedigung, Wohlbehagen, Trost, und es ist ja niemand da, der mir auf die Finger haut."

Diskussionen über Schokolade

unter HomöopathInnen bei Seminaren der Dynamis School

Gründe für den Verzehr

Ich habe Verlangen nach Schokolade, wenn ich mich schlecht fühle und einen Energieschub brauche.

Schokolade wirkt beruhigend auf mich.

Sie stabilisiert mich. Sie hat eine erdende Wirkung; ich werde ruhiger.

Sie weckt mich auf, aber ich glaube nicht, daß sie mich hyperaktiv macht.

Ich liebe Schokolade, am liebsten Zartbitter. Wenn jemand zartbittere Schokolade mag, erkenne ich daran den wahren Schokoladenliebhaber. Die Wirkung ist so tiefgreifend harmonisierend, eine tiefe Befriedigung. Wenn etwas nicht stimmt, füllt Schokolade den Raum, in dem die Unzufriedenheit ist, und die Wirkung hält für eine Weile an.

Ich esse Schokolade nur fünf Tage vor meiner Periode, sonst eigentlich nicht. Wenn ich starkes Verlangen nach Schokolade habe, weiß ich, daß meine Periode bevorsteht. Wenn ich eine intime Beziehung mit einem Partner habe, brauche ich sie nicht. Sie gibt einem das Gefühl, umsorgt zu sein.

Es ist Liebe, Trost, Geborgenheit. Ich esse Schokolade, wenn es mir schlecht geht, z.B. vor meiner Periode, oder wenn ich jemanden vermisse und mich einsam fühle.

Wenn ich mich ungeliebt fühle, bekomme ich Verlangen nach Schokolade. Ich will mich trösten.

Wenn ich deprimiert bin, möchte ich Schokolade essen.

Ich habe Verlangen nach Schokolade, wenn ich mich beziehungslos, ungeliebt fühle und mich trösten möchte. Es gibt da eine Eigenschaft, die ich nicht mit Worten ausdrücken kann.

Es kommt aus der Kindheit. Sie war eine Belohnung, unerreichbar, sie stand für Liebe, umsorgt werden und Pflege.

Ich fühle mich sehr gut, wenn ich Schokolade esse. Es hilft mir, meine Stimmungsschwankungen oder die Gereiztheit mit meinen Kindern zu vermindern. Vor der Menses habe ich besonders starkes Verlangen nach Schokolade.

Ich esse sie, wenn ich besonders viel geistig arbeiten muß.

Ich werde von Schokolade gut stimuliert. Mein Geist kommt in Fahrt, ich bekomme einen klaren Kopf und werde euphorisch.

Wenn ich gute Nachrichten höre, bekomme ich Verlangen nach Schokolade.

Abhängigkeit

Wenn meine Frau anfängt Schokolade zu essen, kann sie nicht mehr aufhören. Sie ißt die ganze Schachtel leer, kann an nichts anderes denken. Dann muß sie rausgehen und noch mehr kaufen. Erst wird sie sehr aufgedreht und erregt, aber dann wird sie boshaft und schreit die Kinder an. Reizbar ist sie nur mit den Kindern. Sie schwitzt, wird benommen, bekommt Durchfall, kann aber nicht aufhören, bis sie Magenschmerzen hat. Sie will einfach nur immer mehr und mehr. Sie kann sich nicht konzentrieren, läuft immer nur im Kreis herum, kann nichts erledigen. Ausgelöst wird es dadurch, daß Schokolade in erreichbarer Nähe ist.

Es war Verlangen nach immer mehr und mehr, wie eine Droge. Ich aß Kuchen, Schokobonbons, alles, was Schokolade enthielt. Ich konnte einen ganzen Schokoladenkuchen auf einmal essen. Ich war eindeutig abhängig davon.

Ich habe unglaublich starkes Verlangen nach Schokolade, ein unwiderstehlicher Drang, es ist eine körperliche Empfindung.

Ich bin süchtig nach Schokolade. Ich mag sie. Vor der Periode muß ich sie einfach haben.
Ich fühle mich nach Schokolade unwohl, trotzdem kann ich nicht aufhören, sie zu essen. Ich habe Verlangen nach mehr, selbst wenn ich satt bin.

Stillen

Kurz nach der Geburt meiner Kinder konnte ich sechs große Schokoladenriegel auf einmal essen. Ich habe keines meiner Kinder stillen können.
Meine jüngste Tochter liebt Schokolade. Ich hatte selbst starkes Verlangen nach Schokolade, als ich mit ihr schwanger war. Ich habe sie fünf Monate lang gestillt, aber sie hätte gern ewig weiter an der Brust getrunken. Sie nahm meine Brüste in Schutz. Als sie etwa zwei Jahre alt war, verlor ich mein Bikinioberteil beim Spielen in den Wellen. Natürlich fingen alle an zu lachen, aber sie schrie nur und regte sich fürchterlich darüber auf. Sie verbarg mich vor den anderen und schimpfte sie aus, weil sie gelacht hatten. Als sie älter wurde, rollte sie sich, wenn sie krank war, wie ein Säugling zusammen, tat so, als würde sie gestillt und kroch in mich hinein. Wir haben das nicht so ernst genommen und mit ihr geschmust. Später bekam sie ein extremes Verlangen nach Schokolade, wenn sie traurig war.

Aus der holländischen Fernsehwerbung:

1. Schokolade wird zusammen mit einem Säugling an der Brust gezeigt.
2. Eine Frau sagt: „Einen Augenblick für mich ganz allein, und kein Mensch darf mich stören."

Kinder

Als die Kinder klein waren, habe ich mich nicht richtig ernährt, wohl aber viel Schokolade gegessen. Alle bewunderten meine Kinder, aber ich mochte sie nicht und konnte nicht verstehen, warum ich sie nicht mochte. Ich fühlte mich einfach nicht mit ihnen verbunden. Zu der Zeit aß ich zuviel Schokolade, mindestens eine Tafel am Tag, manchmal ein ganzes Pfund. Ich hatte eindeutig eine Abneigung gegen Kinder.
Ich liebe Schokolade. Mein Leben hat zwei Seiten. Mein Familienleben ist völlig verschieden von meinem anderen Leben. Sie sind voneinander getrennt, und ich kann sie nicht miteinander in Einklang bringen.
Meine Familie ist verrückt nach Schokolade. Ich könnte meinen Sohn den ganzen Tag lang rufen, ohne daß er käme. Aber wenn ich 'Schokolade' rufe, ist er sofort da. Schokolade spielt eine wichtige Rolle für jeden von uns. Wir alle lieben Kinder sehr, aber wir wollen eigentlich nichts mit ihnen zu tun haben, mit der Erziehung und Beaufsichtigung.
Ich bin gern allein. Kinder kann ich nur in kleiner Dosierung ertragen. Es ist wunderbar, wenn sie da sind, aber ich bin erleichtert, wenn ich sie wieder los werde. (ein Schokoladensüchtiger)
Mein Bruder ist schokoladensüchtig. Als er nach Südfrankreich fuhr, sagte ich, er werde sicher viel Spaß haben. Aber er erwiderte nur: „Ich mache eine Reise mit vier Leuten, die ich überhaupt nicht leiden kann." Er bezog sich dabei auf seine vier Kinder im Teenager-Alter, er wäre lieber allein gefahren.
Meine Großmutter brauchte immer Schokolade. Ihre Kinder waren ihr Leben. Die Familie war äußerst wichtig für sie.
Wenn ich Schokolade esse, verliere ich die Konzentration, und es wirft mich aus der Bahn (während sie das sagt, bewegt sie die Hände ruckartig nach rechts). Ich fühle mich abseits von meinem Kurs und muß mich zurück in die Bahn ziehen. Es führt mich in die Isolation und bringt meinen Verstand völlig durcheinander. Ich fühle mich distanziert, werde gereizt und schnauze die Kinder an.
Als die Kinder klein waren, ging viel Zeit für die Beaufsichtigung drauf. Abends saßen wir auf

dem Sofa und aßen einen Riegel Schokolade. Mit einem kleinen Riegel fing es an, er wurde größer und größer, und schließlich kauften wir im Supermarkt 28 Tafeln. Da mußten wir bremsen. Es wurde immer abends ein Thema, wenn wir die Kinder ins Bett gebracht hatten. Dann setzten wir uns zusammen und aßen Schokolade.

Alle Familienmitglieder aßen sehr viel Schokolade, ihr Mann, sie selbst und die beiden Kinder. Meist hatten sie Schokolade mit einem sehr hohen Kakaogehalt (70%) von den Westindischen Inseln. Zwischen den Eltern kam es häufig zu Auseinandersetzungen wegen der Haushaltspflichten. Als die Tochter zwei Jahre alt war und die Mutter von der Arbeit nach Hause kam, hätte sie dem Kind am liebsten gesagt: „Spiel alleine, ich kann mich nicht überwinden, mit dir zu spielen." Das Verlangen nach Schokolade wurde stärker. Sie läßt sich das Haar am liebsten ganz kurz schneiden, obwohl es ihrem Mann und Freunden nicht gefällt. Als die Kinder das Alter von zwei Jahren überschritten hatten, fühlte sie sich nicht mehr so stark für sie verantwortlich. Nachdem sie von sich aus die Schokolade aufgegeben und ihr erstes Konstitutionsmittel genommen hatte, wurden alle oben genannten Symptome viel besser.

Mutter lebt für Schokolade. Obwohl ich Schokolade hasse, bekam ich immer Schokoladenkuchen zum Geburtstag. Sie ist ein sehr nachtragender und bitterer Mensch. Sie nimmt es mir immer noch übel, daß ich ihr von den Kakerlaken in der Schokolade erzählt habe. Sie nimmt es ihrem Mann übel, daß er die Schokolade für sie rationiert. Sie sagt, ich sein unamerikanisch, weil ich keine Schokolade mag und will mich enterben. Sie war immer besitzergreifend und eifersüchtig in bezug auf ihre Kinder und unsicher bei ihrer eigenen Mutter. Sie ist selbst nicht gestillt worden und war davon überzeugt, daß Säuglinge beim Füttern nicht gehalten werden sollten.

Meine Mutter war eine sehr verkrampfte Person, aber wenn sie Schokolade aß, entspannte sie sich und zeigte mir mehr Liebe. Ich denke, das ist der Grund, warum ich so gern Schokolade aß. Ich fühlte mich dann mehr geliebt.

Wenn nach der Schule ein großer Topf mit Schokoladenpudding auf dem Herd stand, wußten wir, daß Mama schlechte Laune hatte.

Als ich vor 20 Jahren meine Frau kennenlernte, aß sie ausschließlich Schokoladenkekse. Gleichmut lag ihr fern. Jede Kleinigkeit konnte sie aus der Fassung bringen. Ich überredete sie zu einer gesünderen Ernährung, da aß sie heimlich Schokolade. Ihre Schublade war voll mit leeren Verpackungen von deutschen Schokoladenkeksen. Sie sagte, sie würde sie verstecken, damit die Kinder sie nicht äßen. Sie hat sechs Kinder und hätte mit 41 gern noch 4 bis 5 weitere bekommen. Die Kinder sind der Mittelpunkt ihres Lebens. In der Beziehung mit ihrer Mutter ist sie wie ein Kind. Sie hält extrem stark an ihrem Groll fest, kann nichts loslassen, kann Dinge aus der Kindheit nicht verzeihen. Sie neigt zu Migräne, anscheinend in Verbindung mit Schokolade, mit einer Empfindung als würde Glas brechen und in Zickzackmustern über dem Kopf herabfallen.

Meine Patientin ist vollkommen süchtig nach Schokolade, sie braucht sie wegen der Stimulation. Sie schwebt in anderen Sphären und ist ein sehr passiver Typ. Durch Schokolade kommt es erst zum Höhenflug und dann zum Absturz. Sie hängt sehr an ihren Kindern.

Mein Mann ist extrem schokoladensüchtig Er braucht jeden Abend Schokolade, sonst wird er ruhelos und müde. In seinen Vorlieben hat er viel Ähnlichkeit mit einem Tier, trägt gern Haar und Bart kurz und borstig. Kleine Kinder betet er an, aber unseren erwachsenen Kindern gegenüber ist er hart und ablehnend.

Wildheit

Als ich im Büro gearbeitet habe, waren dort diese schokoladensüchtigen Burschen mit sehr kurzen stacheligen Frisuren.

Ein Freund von mir braucht jeden Abend zwei Tafeln Schokolade, so wie andere eine

Heroinspritze. Auffallend an ihm ist seine Schamlosigkeit. Er tut unglaubliche Dinge, z.B. hat er einmal in der U-Bahnstation in den Aufzugschacht uriniert. Was andere davon halten, ist ihm völlig egal.

Das letzte große Schokoladenfressen, das ich veranstaltet habe, war vor zwei Jahren. Ich hatte eine starke Reaktion wie nie zuvor: Schlaflosigkeit, Alpträume und Angstzustände, keine frei schwebende Angst, sondern Verlust von Kontrolle, wie unter der Wirkung von Demerol. Es dauerte fast eine Woche, bis ich davon wieder herunterkam. Ich wollte die Wände hochklettern, mich in jedem Spalt, jeder Fuge festklammern.

Wenn ich Schokolade esse und ihn dann stille, geht er buchstäblich die Wände hoch. Er wird total überdreht und spuckt die Milch wieder aus.

Meine Tochter wird von Schokolade betrunken. Sie springt die Wände an, kann nicht stillsitzen und benimmt sich dusselig.

Nach einem kleinen Stück Schokolade wird sie schon wild und stößt alles um.

Horten

Mein Mann hat einen Vorrat angelegt. Er ißt Schokolade nicht in Gegenwart anderer. Wenn er Schokolade hat, muß er sie verstecken, und zwar an einem Ort, den außer ihm ganz sicher niemand kennt.

Ich brauche Schokolade, wenn ich von einem kurzen Schläfchen aufwache. Ich hatte eine Tüte Schokoladenchips versteckt, und sie war plötzlich verschwunden. Zwei Wochen später fand ich sie im Bett meiner Tochter unter dem Kopfkissen.

Mein Mann hat irgendwo einen Vorrat angelegt. Er tut, als ob er keine Süßigkeiten ißt, dabei versteckt er sie. Er muß die Schokolade verstecken.

Meine Mutter hat Schokolade gehortet, versteckt und mit niemandem geteilt. Sie aß jeden Tag Schokolade. Wir wußten nie, wo das Versteck war, aber sie hatte immer ihre Vorräte. Niemand wußte, wann Mutter Schokolade aß, aber wir konnten es an ihrem Atem riechen.

Meine Mutter versteckte sie immer, aber die Mädchen fanden regelmäßig ihr Versteck. Das einzige Mal, daß meine Tochter meine Schokolade nicht fand, war, als ich sie offen herumliegen ließ.

Ich habe eine Schwester, die extrem schokoladensüchtig ist. Vor ihrer Periode kauft sie eine fünf-Pfund-Tüte Schokolinsen und ißt alles allein auf.

Bei einem Zeltlager in einem abgelegenen Gelände sammelte der Lagerleiter am Abend in allen Zelten die Schokolade ein. Er wollte sie für uns aufbewahren und sagte, es sei wegen der Bären. In der Nacht hat er die ganze Schokolade aufgegessen!

Wenn ich Schokolade gegessen habe, empfinde ich ein wunderschönes Gefühl - hmmmm. Dann brauche ich niemanden, ein Augenblick für mich allein. Ich werde egoistisch, will das Stück Schokolade behalten und mit niemandem teilen, nicht einmal mit meinen Kindern (denen sie normalerweise immer das Beste geben will).

Verschiedene sonderliche Symptome

Wenn ich Schokolade gegessen habe, spüre ich es in meinem Hinterkopf, an der Gehirnbasis.

Wenn ich Schokolade aß, empfand ich deutlich eine Schwere in meiner Stirn.

Nach Schokolade brennt mein Mund. Ich bekomme Läsionen und Aphthen im Mund. Kopfschmerzen im Hinterkopf, die sich nach vorne erstrecken. Verstopfung. Der Raum fängt vor meinen Augen an zu flackern.

Mein Sohn bekommt Bläschenausschlag, wenn er Schokoladenkuchen ißt.

Mein Mann bekommt von Schokolade Juckreiz, Jucken am After und einen Hautausschlag am Fuß.

Abneigung gegen Schokolade - ein Fall

Die Patientin hatte häufig Lachesis bekommen. Sie litt unter extremer Angst vor Schlangen, die seit der Prüfung von Lachesis so schlimm geworden war, daß sie aus Angst vor Schlangen im Wasser ihre Hände nicht waschen konnte. Später hatte sie noch weitere Lac caninum-Symptome.

Die Einnahme von Hydrophobinum (Lyssinum) besserte ihren Zustand sehr. Eines der Hauptsymptome, das durch Hydrophobinum gebessert wurde, war ihre Aggressivität und Gereiztheit gegenüber ihren Kindern, die sich regelmäßig nach dem Verzehr von Schokolade zu intensivem Zorn steigerte. Hydrophobinum hat dieses Symptom gebessert, doch es kehrt jedesmal wieder, wenn sie Schokolade ißt, gekoppelt mit Verwirrung und Schwindelgefühl, einem Schmerz im Kopf über der linken Augenbraue und dem Bedürfnis zu weinen.

Vor der Einnahme von Hydrophobinum hatte sie vor allem Schwierigkeiten damit, den Kindern ihre Freiheit zu geben. Sie unterdrückte sie, indem sie ununterbrochen über ihnen wachte und ihr Heranwachsen zu kontrollieren versuchte. Dieses Verhalten verschwand durch Hydrophobinum, taucht aber durch Schokolade wieder auf. Der einzige Auslöser für starkes Verlangen nach Schokolade ist, wenn sie meint, die Kinder seien 'zu frei', oder 'bräuchten sie nicht', d.h. wenn sie draußen allein spielen.

Sonst ekelt sie sich vor Schokolade, besonders davor, ein Stück in den Mund zu nehmen. Nach Schokolade hat sie ein Verlangen nach trockenen Speisen, insbesondere nach harten, knusprigen Dingen, die im Mund knacken. Sie findet es abstoßend, wenn Leute knusprige, laute Dinge essen. Auch das hat sich nach Hydrophobinum gebessert.

Die Prüfer

Alle Prüfenden nahmen maximal 6 Dosen, 3 Dosen täglich über zwei Tage. Sie hörten mit der Einnahme auf, sobald Symptome einsetzten. In den meisten Fällen genügten ein oder zwei Dosen.

Die Nummern der Prüfer sind die während der Prüfung verwendeten Schlüssel.

Drei Prüfende erhielten Placebo, sie hatten keine signifikanten Symptome.

Prüfer Nr. 01	-	weiblich	-	Schokolade	C6
Prüfer Nr. 05	-	weiblich	-	Schokolade	C30
Prüfer Nr. 07	-	weiblich	-	Schokolade	C100
Prüfer Nr. 11	-	weiblich	-	Schokolade	C6
Prüfer Nr. 13	-	weiblich	-	Schokolade	C12
Prüfer Nr. 15	-	weiblich	-	Schokolade	C30
Prüfer Nr. 27	-	männlich	-	Schokolade	C100
Prüfer Nr. 29	-	männlich	-	Schokolade	C200
Prüfer Nr. 31	-	weiblich	-	Schokolade	C6
Prüfer Nr. 35	-	männlich	-	Schokolade	C30
Prüfer Nr. 41	-	weiblich	-	Schokolade	C6
Prüfer Nr. 45	-	männlich	-	Schokolade	C30
Prüfer Nr. 01A	=	Nr 01, 6 Monate später		Schokolade C30	

Methode der Arzneimittelprüfung

Eine ausführliche Beschreibung der Methodik der Arzneimittelprüfung würde den Rahmen dieser Arbeit sprengen. Meine Gedanken zu diesem Thema sollen in naher Zukunft veröffentlicht werden.

Während der gesamten Arzneimittelprüfung habe ich mich streng an Hahnemanns Instruktionen im Organon, 6. Auflage, §§ 105 - 142, gehalten. Die Prüfung wurde im Doppelblindverfahren durchgeführt. Vor Prüfungsbeginn wurde von jedem Prüfer eine Fallaufnahme gemacht, damit fing die Supervision bereits an. Jeder Prüfer erhielt maximal 6 Dosen, über zwei Tage verteilt, mit dem Hinweis, die Einnahme abzubrechen, sobald sich erste Symptome zeigten. Alle Prüfenden standen über einen Zeitraum von bis zu eineinhalb Jahren mit ihren Supervisoren in Verbindung, zunächst fand ein täglicher Austausch statt, später in größeren Intervallen. Die Aufzeichnungen aller Prüfer und Supervisoren wurden miteinander verglichen. Alle zweifelhaften oder unklaren Symptome wurden ausgeschlossen.

In dieser Arzneimittelprüfung habe ich zur Anordnung und Analyse der Informationen ein Computerprogramm verwendet, was mir die alphabetische Anordnung der Symptome entsprechend dem Schema in Kents Repertorium ermöglicht hat. Zusätzlich ist dadurch eine multidimensionale Materia medica entstanden, in der sich die Daten ohne weiteres nach Thema, Prüfer, Potenz, Chronologie usw. analysieren lassen, so daß wir ihr vielerlei nützliche Informationen entnehmen können.

Jedes Symptom ist mit der Zeitangabe seines Auftretens versehen, gerechnet ab der ersten Dosis, die Symptome hervorgerufen hat. Die Zeitangabe ist folgendermaßen verschlüsselt: TT:SS:MM (TT=Tage; SS=Stunden; MM=Minuten). Der erste Tag ist '00'; z.B. 03:11:15 bedeutet vier Tage, elf Stunden und fünfzehn Minuten nach Beginn der Arzneimittelprüfung. Wenn die Zeit irrelevant oder unklar war, wurde 'XX' angegeben. Symptome, die viele Wochen nach Prüfungsbeginn auftraten, wurden mit der Zeitangabe '100:XX:XX' versehen.

Pharmazeutische Herstellung

0,6 g (1 Gran) reiner belgischer Schokolade von höchster Qualität (ohne Aromastoffe) wurde mit 5,94 g (99 Gran) Milchzucker verrieben unter Einhaltung der in den Fußnoten von § 270 des Organon, 6. Aufl., ausgeführten Richtlinien.

0,6 g des C 3 Pulvers wurden anschließend in 3ml Wasser und 3 ml Alkohol aufgelöst und 45 Mal verschüttelt, um die C 4 zu erhalten. Die Potenzierung wurde in flüssiger Form mit separaten Glasröhrchen fortgesetzt, als Verdünnungsmittel wurde 90 prozentiger Alkohol verwendet, jeder Potenzschritt bekam 45 Schüttelschläge, entsprechend den Anweisungen Hahnemanns, bis die 200. Centesimalpotenz erreicht war.

John Morgan
Helios Pharmacy
97 Camden Road
Tunbridge Wells, Kent TN1 2QR, U.K.
Tel.: (0892) 536393 Fax.: 546850

Die Arzneimittelprüfung

PRÜFERIN NR. 1

Tag eins

ERSTE DOSIS - 6.00 Uhr
Innerhalb weniger Minuten setzte die Wirkung ein. Überwältigendes Verlangen, mich unter der Bettdecke zusammenzukuscheln und warm zu halten, was ich auch tat.

Fühle mich sehr erregt, sehr lebendig, heiter und effizient. Sah das Bild eines Igelgesichtes vor mir.

ZWEITE DOSIS - 14.00 Uhr
Verspannung um den rechten Kiefer - dumpfer Schmerz, unterer Stirnbereich, um die Augenbrauen.

15.00 Uhr - Nase kalt, naß und tropft. Hitze um das rechte Auge, das sich müde und zerschlagen anfühlt.

18.00 Uhr - gereizt und möchte allein sein - abends zornig.

22.00 Uhr - Nacken steif und verspannt.

23.00 Uhr - rechte Gesichtsseite heiß um das Ohr herum - Prickeln im Hals ohne Verlangen zu Schlucken. Mir war heute sehr kühl.

Am Abend war ich wütend und hatte ein Gefühl, als sträube sich mir alles auf dem Rücken. Gereizt mit den Kindern, viel gebrüllt und Türen zugeknallt. Fühlte mich sehr unwohl, wenn meine Tochter in meiner Nähe war. Wegen einer Kleinigkeit, die ich normalerweise kaum beachtet hätte, machte ich ein großes Theater. Ich wollte hinauslaufen und sie alle zurücklassen. Hatte sehr wenig Mitgefühl mit den Kindern. „Laßt mich in Ruhe, oder geht ins Bett." Konnte nicht mit den Kinder schmusen, brauchte länger, bis ich ihnen verzieh. Ich fand, ihr Vater solle sich an meiner Stelle um sie kümmern (sehr ungewöhnlich). Das Gefühl, ihretwegen nicht an dem Ort sein zu können, an dem ich gern wäre. Ich möchte ohne Besitztümer draußen herumstreunen. Habe die Kinder zum ersten Mal allein im Haus gelassen. Ich war überrascht, wie leicht es mir fiel, sie loszulassen. Meiner Tochter gefiel das sehr gut.

Ich hatte den`Wunsch im Freien zu sein, ohne Besitztümer herumzustreunen mit der Freiheit, jederzeit meinen Gefühlen folgend weiterziehen zu können. Ich fühlte mich sehr eingeengt.

Tag zwei

Ein lebhafter Traum von Würmern - sie waren dunkel und fett, aber ich wünschte, sie wären rot und dünn. Ich war sehr erregt wegen der Würmer.

Viele Gedanken und Bilder von Igeln kommen mir in den Sinn.

Dumpfer Schmerz über unterem Stirnbereich, tiefer und intensiver über dem rechten Auge - mit leichtem Druck oben am Nacken. (9.00 Uhr).

Druck um rechtes Auge und Stirn (16.00 Uhr).

Verspannung rechter Oberschenkelmuskel. Nase innen immer noch kalt und feucht. (16.50 Uhr)

Zorn darüber, daß ich in der Stadt bin. Ich will einen weiten Blick haben und den Himmel sehen, aber keine Häuser. Ging zu Immobilienmaklern, um mir Landhäuser anzusehen.

Ich sehe die Pflanzen im Haus mit anderen Augen, nehme sie sehr bewußt wahr und möchte ihnen mehr Licht geben.

Mein Denken ist schneller als sonst, viele Gedanken und Bilder von Igeln kommen mir in den Sinn.

Immer wieder habe ich das Verlangen, mein Haar zurückzustreichen, ich mag es nicht über dem Gesicht. Ich bin froh, daß es kurz ist, würde gern noch mehr abschneiden, so daß es ganz kurz und borstig ist.

Spannungsgefühl in der Brust - nicht sicher, ob es in Herz, Lungen oder Wirbelsäule ist. Meine Atmung ist anders, aber ich weiß nicht genau inwiefern - als hätte ich eine größere Kapazität, müsse sie aber nicht voll ausschöpfen.

Ich fühle mich sehr verletzlich an der Wirbelsäulenbasis.

18.00 Uhr - Tiefe Unruhe - sehr unwohl und gereizt - unbehagliches Gefühl am Rücken, besonders entlang der Wirbelsäule.

Weniger Verlangen zu schlucken, nicht weil es anstrengend oder schmerzhaft wäre, sondern es fühlt sich nicht richtig an. Ich möchte nichts in meinem Magen haben, vor allem keine feste Nahrung.

Das heiße Jucken, das ich immer auf dem Kopf habe, ist seit Beginn der Prüfung besser geworden.

Empfindung als sei mein Rücken größer und weiter als ich ihn kenne. Die Empfindung entwickelte sich so, daß mir schien, als bewege sich mein Rücken in die Höhe und nach außen in Richtung Schulterblätter - als wolle er sich öffnen.

Alle Symptome scheinen rechts etwas früher aufzutreten als links und dann auf die linke Seite überzugreifen - z.B.: Hitze und Zerschlagenheit im Auge, Spannung im Kiefer, scharfer Schmerz im Hypochondrium.

Tag drei

Am Morgen fühlte ich mich heiter, effizient und erregt, mit schärferem Sichtvermögen.

12.20 Uhr - inneres Zucken, rechtsseitig, ca. 1 cm unterhalb der Unterlippe, wie von einem Nerv.

14.15 Uhr - Druck auf der Stirn, Schmerz hinter den Augen, scharfer Schmerz unter der Mitte der unteren linken Rippen. (gestern auf der rechten Seite).

Schmerz im unteren Beckenbereich im Sitzen.

Tiefer Schmerz über dem rechten Auge.

Spannung des rechten Oberschenkelmuskels.

Abends kalt und müde mit starkem Verlangen nach Winterschlaf. Ich möchte mich nur zusammenkauern oder nach hinten strecken. Es ist anstrengend, sich aufrechtzuhalten. Ich möchte irgendwo sein, wo es warm und trocken ist - es muß trocken sein, weil ich mich bei Feuchtigkeit und Kälte sehr unbehaglich fühle. Ich merkte, daß ich als kleiner Ball zusammengerollt hinten in einem Lastwagen lag.

Wenn ich in den Spiegel sehe, erkenne ich mich nicht wieder. Ich sehe anders aus, vor allem um die Augen und darüber - mein Gesicht ist mir nicht vertraut. Der Stirnbereich fühlt sich gestauter und größer an.

Tiefsitzender Schmerz in beiden großen Zehen am ersten Zehengrundgelenk. Schlimmer durch Kälte.

Ich fühle mich allgemein besser durch Bewegung, mit intensivem Verlangen, im Freien zu laufen. Spannungsgefühl an der Stelle zwischen der Rückseite des Herzens und der inneren Wirbelsäule. [= Retrokardialraum, Anm. d. Übers.]

Meine Hände fühlen sich kraftvoller an, aber weniger koordiniert, vor allem bei feinen Arbeiten (auch an Tag zwei).

18.00 Uhr - tiefe Unruhe, sehr unbehaglich und gereizt - Unwohlsein in Wirbelsäule und Rücken.

Tiefsitzender Schmerz über dem rechten Auge.

Geruchssinn sehr empfindsam. Gehör schärfer, vor allem für tiefere Töne, die eine größere Resonanz haben.

Hatte das Bedürfnis, zugedeckt zu sein.

Mir fiel das Haar eines Mannes auf, und ich hatte intensives Verlangen, es zu berühren, Kontakt damit herzustellen.

Hörte ein Gespräch über Babies, bekam dabei Schmerzen in der Brust, mit dem Gefühl von einschießender Milch - schmerzhaftes Völlegefühl. Mir erschien ein Bild, in dem ich kleine, haarige Babies, manchmal Tiere, säugte, vor allem Igel.

Fühlte mich von dem Bart eines Mannes angezogen. Konnte sein Haar um den Mund spüren.

Kribbeln im Hals. Keine Lust zu schlucken, aber sehr hungrig.

Traum: Als ich aus dem Bahnhof komme, ist dort ein riesiger schwarzer Vogel von der Größe eines Hundes mit schwarzen, langen, weichen Federn, wie Straußenfedern, und einem sehr großen Schnabel. Er nahm meine linke Hand in den Schnabel. Zwei

Zigeuner waren da, sie standen vor mir, öffneten ihre Hände, und ich sah, daß sie einen flachen Fisch aus goldenem Metall hielten, den ich als Figur zur Wahrsagerei ansah.

Als ich aus dem Traum erwachte, hatte ich etwas Panik. Eine ungewöhnliche Kindheitserinnerung kam mir wieder in den Sinn. Ich hatte als Kind davon gelesen, mit Ton bedeckt, gebacken und gegessen zu werden. Mir kam der Gedanke, die Stacheln auf meinem Rücken seien mit Ton eingekleistert und ich würde gebacken und wie ein Igel gegessen.

Tag vier

Morgens beim Erwachen große Schwierigkeiten, aus dem Bett zu kommen, wo es warm und behaglich ist. Gewöhnlich komme ich leicht heraus.

11.00 Uhr - Starkes Verlangen, mich vorwärts zusammenzukauern und mich gleichzeitig nach hinten und oben zu strecken. Ich gehe zur Zeit sehr gern ins Bett, möchte warm und wie ein kleiner Ball zusammengerollt sein.

11.30 Uhr - Die Ohren fühlen sich verstopft an. Gehör dumpf, bis die Ohren aufspringen.

11.45 Uhr - Tiefer Schmerz im linken Kiefer, dehnt sich bis zum Ohr aus. Fühle mich wohler, wenn ich auf dem Fußboden sitze. Empfindung in den Brüsten - Verlangen sie zu reiben.

Panikgefühle, in einer Falle eingeschlossen zu sein - schlimmer wenn Vorhänge zugezogen sind und das Licht nicht herein kommt. Starkes Verlangen, im Freien zu sein und mich zu bewegen, ich möchte im hellen warmen Sonnenlicht sein. Mußte dauernd die Füße bewegen, ich wollte sie bewegen.

Beim Spazierengehen sah ich einen Hund und bekam große Angst. Ich empfand großes Unbehagen und Ablehnung gegenüber dem Hund. Alles sehr ungewöhnlich.

Meine rechte Hand fühlt sich größer und weiter an, und ich fühle mich kraftvoller. Aber meine Handgelenke fühlen sich schwächer und flacher an. Empfindung von Öffnung der Hände und Verspannung im Unterarm.

Schmerz unter den Rippen wanderte weiter außen herum und aufwärts und zieht sich durch zum Rücken.

Hatte heute keine Lust zu essen.

Empfindung in Herz und Rücken - Verspannung an der Rückseite des Herzens und in der Wirbelsäule.

Spannungsgefühl beim Einatmen. Gefühl, als würde ich aus unteren Lungenabschnitten atmen.

Habe immer wieder das Bild von den Stacheln am 'Haaransatz' eines Igels vor mir und bin mir dieser Stelle bei mir selbst bewußt - kein Unbehagen, aber streiche ständig mein Haar zurück, fahre mir mit den Fingern rückwärts durch das Haar und finde es schön, daß es nicht ins Gesicht fällt. Sehe immer wieder Igelgesichter vor mir (im Unterschied zu den Stacheln), besonders die Nase, die so schwarz und naß wirkt.

Meine Nase lief in der Kälte, sie tropfte. Sie fühlt sich kleiner an.

Mir fällt auf, daß ich die Fingerspitzen zusammenhalte, wenn ich sonst die Arme verschränkt hätte.

Meine Haut fühlt sich trocken an, meine Hände rauher und ledriger.

Abends sind meine Augen stumpf, aber tagsüber wirkt alles gestochen scharf. Ich habe das Gefühl, ich hätte eine größere Seitensicht - d.h. das periphere Gesichtsfeld ist breiter und klarer.

Das Schwarz der Bäume stört mich. Sie wirken dunkel und blätterlos.

Ich habe das Gefühl, nicht so schwere Gewichte tragen zu können wie sonst. Meine Arme fühlen sich unbehaglich, wenn ich schwer trage.

Beim Sitzen spürte ich innerlich eine unglaubliche Stille, beinahe als müßte ich nicht atmen, aber meine Füße waren unruhig.

Die Lippen sind trocken.

Kurze Energieschübe mit mehr Bewußtsein, Konzentration und Klarheit. Gewöhnlich bin ich zerstreut und durcheinander.

Gefühl als sei ich nicht am richtigen Ort

zur richtigen Zeit - desorientiert, wie nach einem langen Flug - als sollte ich im Moment nicht wach sein - mit überwältigendem Verlangen nach Schlaf (diese Empfindung kam zwischen den Schüben von Klarheit und Energie).

Meine Geruchssinn ist sehr viel empfindlicher. Ich konnte Ananassaft und Traubensaft am anderen Ende des Raumes riechen. Aus der Nähe rochen sie so überwältigend intensiv, daß ich meinte, sie verdünnen zu müssen.

Fühle mich allgemein viel kälter, vor allem an Händen und Füßen.

Abneigung gegen Nahrung. Möchte nicht essen und habe kein Verlangen zu schlucken.

Verlangen, kurzgeschnittenes Haar und Bärte zu berühren.

Nase fühlt sich kalt an und ist kalt bei Berührung.

Gefühl, ich müsse wachsam sein, als hinge mein ganzes Überleben von meiner Wachsamkeit ab - strapaziös.

Ich sah eine Ratte. Wir standen eine Weile und sahen einander an. Ich hatte das Gefühl, daß wir einander erkannten. Es war sehr aufregend.

Im Freien ist mir kalt, habe aber Verlangen, draußen zu sein, kurz hinauszustürmen und mich im Freien zu bewegen.

Geruchs und Gehörsinn sind schärfer.

Wenn das Morgenlicht kommt, habe ich das Gefühl, es sei meine Ruhezeit und der Tag sei für mich beendet (gewöhnlich wach am Tag).

Mehr Verlangen, braune und gelbe Kleidung zu tragen. Abneigung gegen Farben, die ich normalerweise mag: leuchtendes Blau, Rotbraun oder Grün.

Der Urin ist brauner.

Ich fühle mich wie ein Igel - vor allem die kalte nasse Nase.

Ich habe ein kaltes Gefühl in den Lungen. Ich möchte die kalte, feuchte Luft aus meinen Lungen ausstoßen.

Tag fünf

Traum: Meine Tochter fönte sich die Haare. Sie würde zu spät zur Schule kommen, und ihre Langsamkeit ging mir sehr auf die Nerven. Ich meinte, sie solle sich das Haar bürsten, nicht fönen. Ich wollte den Fön abschalten, aber die Steckdose an der Wand war offen, und überall hingen Elektroteile herum, so daß ich ihn nicht abschalten konnte.

Verlangen, rote Dinge zu essen - z.B. Rote Beetesuppe, rote Trauben, alles was rot ist.

Verlangen, Dinge in Spaghettiform zu essen - wie Nahrung aus der Tube (z.B. 'Tartex') [= ein Brotaufstrich aus der Tube, Anm. d. Übers.]

Ich empfinde einen scharfen, tiefsitzenden Schmerz an den Beinen, an der Innenseite des Malleolus.

Beim Anblick eines borstigen Teppichs fing ich aufgeregt an zu lachen - ein Gefühl von Vertrautheit, als begegne man einem Freund. Der Teppich war von sehr stacheliger Beschaffenheit wie ein Igel. Ich empfahl Freunden, ihn sich anzusehen, es sei ein so wunderbarer Teppich!

Ich sah Kinder auf Skateboards. Ich kannte diese Fahrzeuge. Ich wußte nicht, ob ich stehenbleiben oder zur Seite gehen sollte - war sehr unsicher bezüglich des richtigen Verhaltens und hatte gleichzeitig einen verspannter Kiefer.

Unkoordiniert mit meinen Hände. Als ich zwei Türklinken gleichzeitig öffnen mußte, merkte ich, daß ich den Mund benutzen wollte.

Die Nase fühlt sich kalt an.

Konzentration sehr scharf, so als hinge mein Überleben davon ab.

Ich konnte mich sehr gut konzentrieren. Mein Verständnisvermögen (während einer Vorlesung) war geschärft. Normalerweise gehen mir viele Dinge gleichzeitig durch den Kopf - zu zerstreut - aber in den letzten paar Tagen konzentriertere Aufmerksamkeit.

Zwischen den intensiven Konzentrationsschüben eine große innere Stille, als wolle alles anhalten, und ich will mich nicht bewegen.

Mehr Verlangen nach Alleinsein.

Ich habe das Gefühl, als schlage mein Herz mehr dorsal und lateral zwischen den Schulterblättern und nicht vorn wie sonst - als habe sich das Herz zum Rücken verlagert.

Mein Rücken fühlt sich verändert an - fester und nach innen gebogen, und es besteht ein Spannungsgefühl im Hypochondrium.

Meine Nase fühlt sich länger an, als könnte ich damit zucken, und mein Gesicht fühlt sich spitzer an wie das eines Igels. Andere haben diese Veränderung auch an mir beobachtet.

Jetzt scheint alles richtig und in Ordnung zu sein. Ich fühle mich viel besser. Nur das Überleben ist von Bedeutung, einfacher. Alle trivialen Dinge und Sorgen der Menschen sind irrelevant. Nur Nahrung und Wärme sind wichtig. Ich brauche nur genug zu essen - rote Beeren. Bei einem Spaziergang sah ich rote Beeren und dachte 'es ist alles da, kein Problem.' Ich habe nicht die Sorgen der Menschen - z.B. Entscheidungen zu treffen - es gibt keine Wahl.

Ich finde, meine Kinder sind alt genug, aus dem Haus zu gehen, aber ich muß noch zu den jüngeren zurück und sie füttern. Ich meinte, ich könnte zu Fuß heimgehen (186 km); das Gefühl, daß ich mich niemals weiter von zu Hause entfernen sollte, als ich zu Fuß bewältigen könnte.

Allgemein fühle ich mich kälter am Rücken und wärmer an der Vorderseite des Körpers.

Prickelndes Gefühl im Nacken.

Abends Verlangen, auf allen Vieren zu sein.

Hungergefühl, aber wußte nicht, was ich essen sollte.

Um 21.00 Uhr Gefühl, es sei nicht die richtige Zeit. Obwohl ich müde bin, meine ich, der Tag solle gerade anfangen - als sei 21.00 Uhr der Tagesanfang, sonst für mich das Ende des Tages.

Sehe einen Vogel im Käfig und meine, er sollte draußen sein.

Anstelle der Musik, die ich sonst höre, wollte ich dem Gesang einer Amsel lauschen. Die Landschaft draußen wirkt sehr vertraut, und meine Hände geraten in Erregung, wenn ich daran denke.

Bei einem Spaziergang kam ich an einer Müllkippe vorbei. Ich hatte den instinktiven Wunsch, sie nach möglichen Nahrungsmitteln zu durchforsten - nicht aus Hunger, sondern aus Verlangen nach Futtersuche. Aufregend.

Ich bin erregt - spüre ein Ziel in mir - wie wenn ich in Fahrt bin und ein Ereignis bevorsteht. Es ist schön. Es geht nicht um Entscheidungen. Es ist einfach ein Gefühl zu wissen, daß jeder Teil an einem richtig ist und richtig sein muß, um vorwärts zu gehen. Alle Sinne müssen wach sein, nicht wie mein früheres zerstreutes Herumtrotteln. Es gibt nur ein Ziel - Nahrung finden!

Ein eigenartiges Gefühl, ein Tier zu sein, und gleichzeitig so denken zu können.

Meine Lippen fühlen sich anders an, ich lecke sie.

In der Nacht hört mein Herz auf zu schlagen. Alles sehr still in mir.

Ich mag meine Nase sehr. Im Dunkeln ist sie anscheinend nützlicher.

Mein Rücken fühlt sich von Tag zu Tag kraftvoller und breiter an. Diese Breite hat sich allmählich von den Schultern hinunter bis zu den Hüften ausgedehnt. Ich fühle mich kraftvoller im Hüftbereich.

Meine Augen fühlen sich bei künstlichem Licht sehr müde an.

Wenn ich das Licht ausschalte, spüre ich Erregung mit einem Zittern, das vom Magen ausgeht - ich ziehe wieder los.

Wenn ich mich als Igel fühle, schlägt mein Herz viel schneller, aber wenn ich die Stille fühle, spüre ich mein Herz überhaupt nicht.

Ich sehe immer wieder Bilder von roten Dingen vor mir mit einem Gefühl, sie seien gut, wenn ich sie essen könnte.

12.30 Uhr - z.Zt. fühle ich mich immer weniger als Tier und habe Verlangen nach Gesellschaft. Wenn es kommt, ist es so intensiv, ich verliere beinahe, was ich bin. Dort bin ich nie zuvor gewesen. Ich empfinde es als großes Privileg, als könne ich gleichzeitig auf beiden Seiten sein.

Ich habe darüber nachgedacht, wie wohl ein Tier wäre, wenn es meinen Körper hätte. Was würde es mit dem Denkvermögen anfangen. Ich denke, ich bin besser dran.

Aufrechte Haltung fühlt sich unbequem an. Ein Druck auf meinen Schultern, und ich möchte mich zusammenkauern.

Meine Augen fühlen sich schneller an als sonst.

Tag sechs

Das Gefühl, als hielte ich Winterschlaf - der Mund ist ganz geschlossen, und die Zunge nimmt den gesamten Mundraum ein. Sonst schlafe ich mit offenem Mund, da ich nicht durch die Nase atmen kann, aber jetzt ist mein Mund geschlossen, und die Nase ist frei.

Heute morgen bin ich einem Hund begegnet und hatte nun das Gefühl, ihn zu verstehen. Er stellte keine Bedrohung mehr da, früher war ich unsicher und ängstlich gewesen.

Beim Blick aus dem Fenster stellte ich fest, daß ich die Fähigkeit hatte, von oben und unten gleichzeitig zu sehen - keine Einteilung in obere und untere Hälfte, sondern ein Wissen um beide Seiten zugleich.

Ich gerate in große Erregung, wenn ich bei Menschen die obere Stirn am Haaransatz sehe.

Ich sehe die Dinge anders als vorher - alles ist klarer und dreidimensional - realer. Oberflächenbeschaffenheit und Formen wirken anders - wie eine neue Sichtweise. Bestimmte Gegenstände und Oberflächen scheinen mich zu faszinieren, wie Holz an Türen oder Haarfarben. Der Geruchsinn ist sehr empfindlich. Ich kann riechen, was Leute am anderen Ende des Raumes trinken und kann es lokalisieren.

Ich nehme Vögel viel bewußter wahr. Einfache Dinge genieße ich viel mehr.

Gefühl von Unbehagen am Rücken mit starkem Verlangen nach Schlaf.

Früher habe ich mich mit Männern nie besonders wohl gefühlt, jetzt fühle ich mich viel wohler. Ich habe das extreme Gefühl von total weiblicher Identität verloren. Ich fühle mich wie ein weibliches Tier, aber es ist mir nicht wirklich bewußt, es ist einfach so. Verlangen, mich über dem Rücken eines Mannes zusammenzukauern. Das fühlte sich richtig und behaglich an.

Die Trennung, die ich immer empfunden habe, scheint verschwunden zu sein, und ich fühle mich mehr als Teil meiner Umgebung.

Alle Angst, die ich sonst hatte, ist fort.

Heute fühle ich mich etwas weniger als Igel, aber das Bild ist immer noch in meinen Gedanken. Menschliche Dinge wirken so trivial - man verschwendet als Mensch so viel Energie. Die Natur ist so effizient. Sie verschwendet niemals auch nur einen Samen, und wir verbrauchen einfach überall Energie.

Verlangen nach einer Blutorange. Als ich eine aß, schmeckte sie wie Nektar - göttlich.

Nahrung hat von nun an eine völlig neue Bedeutung. Zum ersten Mal meine ich zu wissen, was mein Körper braucht. Ich habe immer tote Dinge gegessen - jetzt habe ich Appetit auf Kirschen, rote Paprika, saftige Kerne, tropische Früchte, und ich habe Abneigung gegen gekochte Nahrung, Speiseeis, fettige Dinge, Margarine, Käse und Butter.

Ich wollte Käfer essen - große, schwarze Käfer - heute morgen. Hatte Verlangen nach dem Knacken, wie wenn man Sellerie ißt. Das überraschte mich.

Ich fühlte mich klein genug, um in die Schublade einer Kommode voller Müll zu kriechen und darin herumzuwühlen, eine Art Neugierde.

Die Erde hat eine neue Bedeutung bekommen. Vorher war sie einfach da. Jetzt enthält sie alles. Verlangen, mit der Erde in Verbindung zu sein.

Keine Stuhlentleerung und kein Stuhldrang seit Beginn der Prüfung (sechs Tage), aber kein Unbehagen.

Die Augen fühlen sich an, als gingen sie immer weiter aufwärts. Sie fühlen sich so weit an, als wollten sie aufplatzen. Die Augenlider fühlen sich weiter und höher an.

Ich fühle mich sehr effizient.

Meditation ist viel weicher - ein Hineingleiten ohne Anstrengung. Ich fühle mich in der Welt viel behaglicher. Vorher wollte ich immer aus ihr heraus. Während derMeditation hatte ich ein Schwebegefühl, spürte ich, wie mein Rücken sich öffnete und eine Aufwärtsbewegung, als würden Flügel wachsen, und ich war einfach leicht.

Tag sieben

Erwachte am Morgen und merkte, daß ich im Schlaf bei vollem Bewußtsein gewesen war, als wäre ich wach.

Empfindung von starker reiner Stille im Innern. Ganz gleich was geschieht, es rieselt einfach über mich hinweg und versickert. Ich erlebe es, aber es hinterläßt keine Spuren. Es war schön, wieder mit den Kindern zusammen zu sein.

Ich bin heute immer noch ein wenig Igel, aber weniger - wie ein Nebelschleier oder dünner Schatten, etwas weniger wahrnehmbar. Heute fing ich an zu essen und fühlte mich voll. Die meisten körperlichen Symptome sind verschwunden, und meine Hände sind wieder wie vorher, aber keines meiner ursprünglichen Symptome ist zurückgekehrt.

Tag acht

Hatte endlich Stuhlgang - viel rotbrauner als sonst und in sehr kleinen Stücken. Heute Abend Durchfall mit viel Rumoren - fühlt sich explosiv an.

Ich fühle mich viel gesünder und lebendiger, als hätte ich ein riesiges Grinsen in mir. Vorher empfand ich Teile von mir als tot, aber das ist anscheinend verschwunden. Auch mein altes Gefühl der Vierteilung (oben/unten, links/rechts) hat sich aufgelöst.

Meine Ängste bezüglich der Kinder sind verschwunden (Angst, sie könnten sterben etc.), ebenso das Gefühl meiner totalen Verantwortung ihnen gegenüber wie Parasiten - jetzt spüre ich vollkommenes Vertrauen, daß es ihnen gut gehen wird.

Ich finde die Dunkelheit aufregend und wohltuend, vorher hatte ich Angst im Dunkeln.

Tag zehn

Meine Periode setzte drei Tage früher ein, aber ohne die gewohnten Rückenschmerzen.

Fühle mich mit Menschen wohler.

Geruch und Gehör sind immer noch geschärft - die Natur erscheint mir wunderbar. Ich sah neun Elstern, und sie wirkten viel größer als vorher.

Immer wieder sprechen mich Leute an und sagen, daß sie mich nicht wiedererkennen. Ich habe immer noch ein dummes Grinsen im Gesicht. Ich lache mehr - spüre soviel Freude und Freiheit in mir, ganz anders als vor der Prüfung. Hunde mögen mich anscheinend lieber, und Babies mögen mich anscheinend lieber, das haben auch andere festgestellt.

Mir erscheinen immer noch Bilder von Tieren - dachte, eine Tomate sei ein Grashüpfer.

Wollte Nacktschnecken und Grashüpfer essen. Ich konnte mir das Gefühl in meinem Mund vorstellen, wie sie noch lebendig darin zappeln würden, (ist seit zwanzig Jahren Vegetarierin).

Seit der Prüfung weiß ich, wie es sich anfühlt, ein Tier oder eine Pflanze zu sein. Ich kenne das Gefühl als Narzisse, als Blume, als Igel, als Hund.

Sehr fröstelnd.

Feuchte Kälte verschlimmert.

Fühlte mich bei Neumond viel heiterer.

Musik klingt zu langsam.

Geheilte Symptome nach zwei Wochen:

Kopfhaut warm und juckend.

Juckreiz im Nacken.

Juckreiz in den Achselhöhlen.

Haut rauh und trocken.

Zahnfleischbluten beim Zähneputzen.

Schwaches Gedächtnis.

Schmerzen in den Gelenken der großen Zehen.

Lebhafte und lange Träume.

Verstand rast und springt von einem

Thema zum andern.

Unwohlsein und Unbehagen mit Männern.

Katarrhalische Stauung im Kopf.

Katarrhalische Taubheit, gebessert, wenn die Ohren aufspringen.

Zusammenzucken durch plötzliche Geräusche.

Denke, ich sei hungrig, wenn ich Durst habe.

Träume von Feuer.

Haut verbrennt leicht.

Reizbarkeit.

Verlangen nach Schokolade und Speiseeis.

Ängstlich vor der Begegnung mit Menschen.

Kommentare des Supervisors und anderer Beobachter

Verhalten, Gesicht und Ausdruck der Prüferin haben sich während der Prüfung radikal verändert. Ihre Nase zuckte und fühlte sich kalt an, der Haaransatz wirkte höher und breiter, und sie hielt die Hände wie ein kleines Tier, wenn es eine Nuß zwischen den Vorderpfoten hält.

Sie wirkte strahlender und lebendiger. Ihre Augen leuchteten stärker, ihr Teint war wärmer und kräftiger. Sie schien eine Kraft zu verströmen, die vielen Leuten auffiel.

Gemüt - Emotionen

Ängstlich besorgt über die Bewußtseinsverschiebung und nervös, weil jemand es bemerken könnte. Es erinnert an die anfängliche Verschiebung unter LSD-Wirkung bevor der vollständige Trip einsetzt - Unbehagen und Unsicherheit bezüglich des Verlaufes, den die Dinge nehmen werden. Verlangen, mich zu verstecken, für den Fall daß ich durchdrehe.
15, C30, 00:00:50

Ich hatte das Gefühl, daß ich außerordentlich tiefgründige Aussagen über das Leben machte.
35, C30, 03:XX:XX

Einstellung gut, fühle mich ruhig und philosophisch gegenüber den Dingen.
45, C30, 02:XX:XX

Durch dieses Arzneimittel sehe ich tiefer in Dinge hinein. Merkte, wie ich in eine Blume hineinsah, in ihre innere Substanz vordrang.
35, C30, 05:XX:XX

Gedanken wie: Was habe ich von alledem? Was springt für mich dabei heraus? Ich mache mir Gedanken über das Leben und und frage mich, warum ich damit weitermache.
45, C30, 23:XX:XX

Ich wollte nur dasitzen und die Wand anstarren - meine Augen blieben an allem kleben, worauf mein Blick zufällig fiel.
15, C30, 00:00:30

Gefühl, religiöser Natur.
45, C30, 00:00:10

Es kommt mir vor, als hätte ich bereits vor einer Ewigkeit mit der Prüfung begonnen und kann kaum glauben, daß es erst der vierte Tag ist. Es scheint als durchlebte ich in kurzer Zeit Emotionen, die ein ganzes Leben füllen können.
41, C6, 05:XX:XX

Erwachte ängstlich.
45, C30, 37:XX:XX

Während ich draußen herumlief, wurde ich ängstlich und befangen, besorgt und verletzlich, als würde ich von etwas oder jemandem beobachtet - die Aufmerksamkeit war auf mich gerichtet - Angst, etwas würde geschehen. Umittelbar danach wurde ich von vier Hunden angefallen und in die Wade gebissen.
27, C100, 01:XX:XX

Während ich draußen war, wurden mir Autos und Menschen sehr lästig. Ich fühlte mich offen und verletzlich. Angst vor Unfällen, Autos, oder daß jemand mich anspringen und boxen könnte. Diese Angst war im Freien stärker.
27, C100, 01:XX:XX

Während ich an einem Wohnblock vorbeiging, machte ich mir Sorgen darüber, daß er vom Wind umgeblasen werden und auf mich stürzen könnte.
27, C100, 01:XX:XX

Seitdem ich von den Hunden gebissen wurde, habe ich eine stark ausgeprägte Angst vor Hunden entwickelt, bin von einem Hund gejagt und von einem andern angeknurrt worden. Dies geht einher mit allgemeiner Angst, etwas könnte geschehen. Diese Ängste sind für mich neu und wurden nach der Prüfung wieder besser.
27, C100, 05:XX:XX

Beim Aufwachen konnte ich nicht wie sonst beim Liegen auf der linken Seite spüren, wie mein Herz sich wölbte oder im Brustkorb schlug. Ich fühlte einen Schock und dachte 'vielleicht bin ich tot'. Ich tastete nach meinem Puls und beruhigte mich, als ich ihn fühlen konnte.
15, C30, 02:02:XX

Mein Mann möchte spazieren gehen. Ich will nicht gehen, habe das paranoide Gefühl, jemand könnte mich sehen und meinen, ich stehe unter Drogen, und mich verhaften oder

in eine Heilanstalt sperren lassen.
15, C30, 00:02:00

Angst um meinen Zustand bei grippeähnlichen Symptomen. Konzentration fällt mir schwer.
35, C30, 00:02:00

Ich brauche mir um Geld keine Sorgen zu machen, was ich gewöhnlich tue.
41, C6, 00:XX:XX

Sehr müde am Morgen und möchte nicht arbeiten.
29, C200, 01:00:XX

Verbrachte die meiste Zeit des Tages im Bett, zufrieden, Geist verschwommen und entspannt, nichts von der gewohnten Angst um die vielen Dinge, die ich zu tun habe. Abneigung, meine Symptome niederzuschreiben.
27, C100, 04:XX:XX

Extrem müde - saß und starrte ins Feuer und konnte nicht die Willenskraft aufbringen, um mich zu bewegen.
15, C30, 04:XX:XX

Mußte mich dazu zwingen, notwendige Aufgaben zu erledigen - Buchpäckchen zur Post bringen, aufräumen etc.
15, C30, 08:XX:XX

Ruhelosigkeit und Verlangen nach ständiger Beschäftigung haben abgenommen, und ich bin zufriedener, wenn ich nur dasitze und nichts tue.
11, C6, XX:XX:XX

Ich werkele eilig herum, obwohl ich müde, ungeschickt und unbeholfen bin.
27, C100, 03:XX:XX

Ich lese einige Zeilen, denke dann an etwas anderes, das ich tun könnte, stehe auf, haue es hin, setze mich wieder hin zum Lesen. Ich las eine neues Buch und hatte plötzlich den Drang es einzubinden - suchte nach einem Einband, fand einen, aber ich hatte nicht genug.
15, C30, 04:XX:XX

Ich habe heute viel geschafft - viel Aktivität. Selbst wenn ich mich hinsetzte, um eine Tasse Tee zu trinken, las ich dabei noch ein Buch, um keine Zeit zu verschwenden. Hatte eine realisierbare Idee für meine Diplomarbeit. Vorher war mir nicht das geringste eingefallen, ich hatte mir nicht einmal die Mühe gemacht darüber nachzudenken.
15, C30, 03:XX:XX

Ich wache am Morgen auf und habe Panikgefühle wegen aller Dinge, die an dem Tag erledigt werden müssen - als hätte ich zuviel zu jonglieren.
15, C30, 36:XX:XX

Obwohl vorher faul, begann ich nun für eine längere Zeitspanne intensiv zwanghaft zu arbeiten. Ich setzte alle meine Energien für die Arbeit ein.
35, C30, XX:XX:XX

Ich renne wie ein aufgescheuchtes Huhn herum und erledige Dinge nur halb. Ich möchte die ganze Welt in Ordnung bringen, habe mehr 'politische' Gefühle als sonst. Trotz der 'Flatterhaftigkeit' kann ich doch mehr erledigen an solchen Tagen, wenn ich mich warm fühle. Wenn mir kalt ist, gehe ich wieder ins Bett.
15, C30, 36:XX:XX

Gesteigerte Willenskraft, um Dinge zu erledigen, die mich normalerweise langweilen (z.B. Kochen).
15, C30, 01:12:XX

Fühlte mich zurückgewiesen und überempfindlich. Versteckte mich vor der Welt, hatte das Gefühl, mein Leben würde auseinanderfallen.
35, C30, XX:XX:XX

Verlangen mich zu verstecken, für den Fall daß ich durchdrehe.
15, C30, 00:00:50

Fühlte sich total isoliert und hatte Abneigung gegen Gesellschaft. Entfremdete sich von seiner Familie und Freunden und brach jede Kommunikation mit ihnen für einen langen Zeitraum ab. Er antwortete weder auf Briefe, noch hinterließ er eine Adresse. Er schien sich zu verstecken und verschwand buchstäblich. Der Zustand der Isolation entstammte einem Gefühl als „existierte ich nicht als menschliches Wesen". Dieses Verhalten stand in krassem Gegensatz zu seiner normalen geselligen Veranlagung.
35, C30, XX:XX:XX

In einer Menschenmenge hatte ich das Gefühl, nicht dazuzugehören. Alle sozialen und wirtschaftlichen Belastungen des heutigen Menschen waren mir bewußt, und ich war froh nach Hause zu kommen.
41, C6, 01:XX:XX

Verspürte ein stärkeres Verlangen, allein zu sein, und war mehr in der Lage allein zu leben.
07, C100, 19:XX:XX

Ungesellig - Abneigung gegen Gesellschaft und Unterhaltung.
15, C30, 04:XX:XX

Verlangen, allein zu sein am Abend.
27, C100, 04:XX:XX

Tanzen machte Spaß, aber hatte kein Verlangen mit Menschen zu reden.
05, C30, 09:XX:XX

Habe das Gefühl, daß ich Menschen mehr mag. In Gesellschaft zu sein, scheint mir jetzt leichter und macht mehr Spaß, im Unterschied zur gewohnten Gleichgültigkeit.
01A, C30, XX:XX:XX

Gesteigertes Verlangen mit Menschen zu kommunizieren.
05, C30, XX:XX:XX

Hatte ein tiefgründiges Gespräch mit einer Freundin und fühlte mich reifer, als sei ich distanziert, es hilft mir, sie besser zu verstehen.
35, C30, 04:XX:XX

Allgemeines Empfinden von mehr Selbstvertrauen und Ganzheit. Das Panikgefühl, das ich bekomme, wenn ich „nicht unter Menschen bin", ist verschwunden. Seit langem habe ich mich nicht so zentriert gefühlt.
27, C100, 07:XX:XX

Ich empfinde mehr Selbstvertrauen als sonst, fühle mich mehr in der Lage, schwierige Projekte anzugehen. Eine entschlossene Stimmung.
35, C30, 00:03:XX

Recht streng mit meiner Tochter. Weniger geneigt, nachzugeben und manipuliert zu werden.
05, C30, 21:XX:XX

Seit der Arzneimittelprüfung empfinde ich mehr Selbstvertrauen und habe eine viel klarere Orientierung. Ich habe weniger Angst um die Zukunft und tue mehr. Ich fühle mich größer als je zuvor. Ich fühle mich im wesentlichen als viel besserer Mensch.
35, C30, XX:XX:XX

Entspannter und mit mehr Selbstvertrauen drückte ich meine Meinungen offener und direkter aus.
05, C30, XX:XX:XX

Im Theater weniger gehemmt als sonst, rief über die Köpfe des Publikums hinweg einem Freund etwas zu.
05, C30, 02:XX:XX

Empfand keine Hemmung, mit einem älteren Herrn zu tanzen.
05, C30, 02:XX:XX

Fühle mich in Kontakt mit meiner Fähigkeit, positiv zu handeln, Entscheidungen aller Art zu treffen. Fühle mich in mir selbst vollständig. Bin in der Lage, im Haus herumzutanzen und zu singen, ohne daß

mich introvertierte Gedanken blockieren.
27, C100, 06:XX:XX

Das Telefon läutet, und ich denke: „Typisch, wie gedankenlos, daß es in diesem Moment läutet". Es fühlt sich an wie ein 'zu nahe Treten'. Ich bleibe höflich, denke aber: „Nun sag schon die Wahrheit, oder halt den Mund."
15, C30, 00:XX:XX

Gedanken über den 'Firniß der Zivilisation', der unsere wahren Gefühle behindert und unsere unter der Oberfläche liegenden Eigenschaften nicht zum Vorschein kommen läßt. Es scheint eine legitime Schicht zu sein; aber das ist die darunter liegende Schicht ebenso, und ich bin amüsiert und erfreut, ihr zu begegnen. Dieses Gefühl hielt ein paar Tage an, ein sehr grafisches Bild wie von einem Furnier - einer Schicht von angelerntem sozialem Verhalten, das sich hob und ablöste von einer Basis, die dick, dunkel, fest, instinkthaftes Tier ist.
15, C30, 00:00:30

Ich wollte ein paar Freunde anrufen und ihnen sagen, was ich wirklich über sie denke - „Ich liebe dich", oder „Ich kann nicht länger mitansehen, wie du dir selbst etwas vormachst, das macht mich verrückt."
15, C30, 00:00:30

Eine Freundin kam zu Besuch, und ich wollte ihr gern die Wahrheit sagen. In allem, was sie sagte, war ich anderer Meinung, aber ich sagte es nur einmal. Es fühlte sich gut an, als ich sah, welche Wirkung es auf sie hatte.
15, C30, 03:XX:XX

Verlangen, meinen Mann spielerisch zu beißen. Ich biß ihn - ich wollte meine Zähne richtig eingraben, aber hielt mich mit Willenskraft zurück. Es war ein tierisches Bedürfnis in mir.
15, C30, 00:05:30

Heute abend hat mein Mann etwas sehr Ärgerliches getan. Ich spürte Wut in mir aufsteigen - er sprang zurück und duckte sich! Ich wollte ihm etwas Feingefühl einhämmern, war kurz davor, ihn töten zu wollen. Meine Empfindungen waren: 'Das ist nicht fair', 'wie außerordentlich unachtsam und gedankenlos.' Doch mein Wille intervenierte, bevor ich eine Szene machte. Es ist, als sei mir meine 'Schattenseite' bewußter und als könne ich sie richtig spüren. Aber gerade weil sie mir bewußter ist, kann ich mit meinem Willen dazwischentreten und mein Verhalten im Zaum halten, wenn es aussieht, als sei ich im Begriff jemanden zu verletzen.
15, C30, 03:XX:XX

Ich bin bereit, meine Meinung zu sagen - es ist mir egal, wenn Menschen mich dann nicht mehr mögen.
15, C30, 20:XX:XX

Sie hat das Gefühl, sie habe ihre Einstellung zu sich selbst verändert, weniger beurteilend und pedantisch, netter zu sich selbst. Sie ißt mehr Fleisch und findet das in Ordnung, war vorher Vegetarierin aus gesundheitlichen und moralischen Gründen.
13, C12, XX:XX:XX

Sie kann die Teilung in links und rechts in ihrem Gesicht spüren.
13, C12, 46:XX:XX

Ihre gewohnte Empfindung der Spaltung des Körpers in links und rechts ist viel klarer geworden. Im späteren Verlauf der Prüfung kam diese 'Spaltung' mehr ins Gleichgewicht und fühlte sich viel besser integriert an. (Heilwirkung)
13, C12, 02:XX:XX

Während er mit einer Freundin redete, erschien ihm deren Mund eigenartig, fast so als hätte sie zwei Münder, einen über dem anderen. Kein anderer Körperteil wirkte doppelt.
27, C100, 00:22:15

Ich fühle mich sowohl mehr gegenwärtig als auch weiter entfernt.
29, C200, 02:XX:XX

Ein Gefühl von Berauschtheit mit Doppelwahrnehmungen. Farben sind kräftiger, und das Gehör ist geschärft, aber gleichzeitig fühle ich mich abwesend und entfernt.
29, C200, 00:XX:XX

Beim Zurückbiegen meines Kopfes empfinde ich, oder bilde mir ein, mein Hinterkopf sei schrecklich verlängert. Ich kann den Gedanken nicht loswerden.
15, C30, 03:13:30

Während ich aus der Dusche trete, eine flüchtige, momentane Einbildung, über beide Arme krabbelten mir Insekten. Keine körperliche Empfindung, reine Einbildung.
15, C30, 00:02:XX

Während ich Kleingedrucktes in der Materia Medica las, hatte ich die Wahnvorstellung, daß winzige Insekten über die Seite krabbelten.
15, C30, 03:XX:XX

Verlangen, in die Ferne zu blicken - zu einem entlegenen Horizont. Verlangen, mehr draußen zu sein.
01A, C30, 00:XX:XX

Ich rede vom Fliegen. Ich wäre gern ein Vogel oder eine Fledermaus oder in einem Flugzeug.
01A, C30, 00:12:XX

Ich war den ganzen Tag lang unterwegs - habe ein Zimmer blau gestrichen. Ich liege in der Badewanne und sehe aus dem Fenster, der Himmel ist von einem phantastischen, volltönenden Blau - es wirkt wie die schönste Farbe, die ich je gesehen habe. Ich muß vor Schönheit fast weinen. Plötzlich, während ich in der Badewanne liege, erscheint mir die Farbe Blau sehr wichtig - sehr potent. Sie hat dieselbe Qualität und Intensität der Farben, die ich unter der Wirkung von LSD gesehen habe. Dieses Blau bewegt mich sehr. Ich wollte mich in ihm auflösen.
15, C30, 03:05:XX

Ich bin verrückt nach der Farbe Blau - sonst habe ich Schwarz und Weiß geliebt.
15, C30, 36:XX:XX

Äußere Eindrücke scheinen mich weniger zu berühren. Dinge, die früher ein tieferes und längeres Gefühl in mir ausgelöst hätten, scheinen keinen so großen Eindruck mehr in mir zu hinterlassen. Ich fühle mich einfach „in Ordnung“ - wie der Unterschied zwischen einer Linie, die man in den Sand zieht und einer Linie im Wasser.
01A, C30, XX:XX:XX

Fühle mich weniger betroffen und verwickelt in die Angelegenheiten der Kinder.
01A, C30, XX:XX:XX

Fühlte mich emotional taub und von Dingen abgetrennt.
35, C30, XX:XX:XX

Ein Gefühl von Gleichgültigkeit. Ich kann mich nicht dazu aufraffen, mir um irgendetwas Sorgen zu machen.
41, C6, 00:02:XX

Kummer und Verzweiflung, nach einer Auseinandersetzung mit der Exfrau. (Ich empfinde viel intensivere Gefühle als sonst nach einem Streit).
45, C30, 43:XX:XX

Ich habe das Interesse an meinem Mann verloren, fühle mich völlig gleichgültig. Ich habe das ganze Wochenende über kaum mit ihm geredet, hatte das Verlangen, ihn zu meiden. Möchte nichts mit ihm besprechen oder ihm mitteilen.
15, C30. 06:XX:XX

Gemüt reizbar.
45, C30, 40:XX:XX

Immer noch bissig und nehme Dinge leicht übel.
15, C30, 36:XX:XX

Fühlte mich etwas ruhig, müde und entnervt wegen all der Dinge, die ich zu erledigen

habe.
15, C30, 04:XX:XX

Fühle mich reizbar. Ich möchte Ruhe und Frieden. Ich kann die Kinder nicht ausstehen und will von ihnen davonlaufen.
29, C200, 00:XX:XX

Mein Humor hat sarkastische Züge angenommen, ich verspotte Menschen, bin etwas aggressiv auf scherzhafte Art.
35, C30, 00:03:XX

Humorlos, intolerant - beinahe grausam. Verbrannte einem Kind die Hand aus Wut, und nichts konnte ihn dazu bewegen, sich zu entschuldigen.
35, C30, XX:XX:XX

Empfand Wut auf das Leben, ich erreichte nichts. Die Welt kam mir vor wie ein grausamer Ort, und ich hatte das Gefühl, so wie die Dinge angeordnet seien, gäbe es keinen Platz für mich.
35, C30, XX:XX:XX

Ungeduldig.
15, C30, XX:XX:XX

Ich wurde selbstsüchtig, ungeduldig und intolerant. Ich verhielt mich seltsam - hart und streitsüchtig - 'bellte' die Leute an. Ich konnte es nicht ertragen, wenn Menschen Zeit verschwenden oder ineffizient waren, Ich wollte, daß Dinge sofort erledigt würden.
35, C30, XX:XX:XX

Ich machte meinem Mann eine Tasse Tee - ungewöhnlich.
15, C30, 00:00:50

Ruhiger und geduldiger.
29, C200, 12:XX:XX

Während ich im Geschäft darauf wartete, bedient zu werden, fühlte ich mich entspannter, wäre sonst gereizt. (Heilwirkung)
05, C30, 01:XX:XX

Fühlte mich ruhig und entspannt. Auf einer Kreuzfahrt durch das Leben. Ich fühle mich zurückgezogen, als hätte ich Abstand genommen, ein Gefühl, daß alles in Ordnung sein wird.
45, C30, 00:00:10

Gefühlsausbrüche haben sich gebessert. Ich war eher in der Lage, kleine Ärgernisse abgleiten zu lassen. (Heilwirkung)
15, C30, 03:XX:XX

Nachdem seine Tochter ihm den Massagetisch ruiniert hat, reagierte er überraschend ruhig und beherrscht. Normalerweise wäre er sehr wütend geworden und hätte herumgebrüllt.
45, C30, 02:XX:XX

Weniger reizbar und bissig vor der Menstruation. (Heilwirkung)
07, C100, 05:XX:XX

Fröhlich beim Erwachen am Morgen.
15, C30, 02:XX:XX

Glücklich und entspannt trotz schmerzhafter körperlicher Symptome. Bin in der Lage, den Unterricht fortzusetzen und zu lachen. Anachronismus.
11, C6, 00:XX:XX

Ich muß dauernd kichern.
41, C6, 00:02:XX

Tendenz zu Lachen gesteigert. Alles wirkt komisch.
01A, C30, XX:XX:XX

Ich hatte Besucher zum Abendessen und benahm mich sehr ungesellig. Ich saß in der Ecke und las eine Arzneimittelprüfung von Cannabis indica. Während ich las, wie sich nach dem Empfinden des Prüfers Zeit verlängerte, bekam ich wilde, hysterische Lachanfälle. Ich versuchte, es den Gästen vorzulesen, konnte aber vor lauter Lachsalven Worte oder Sätze nicht zuende führen.
15, C30, 03:XX:XX

Launen wechselhaft.
35, C30, XX:XX:XX

Emotionale Höhen und Tiefen. Sehr deprimiert.
45, C30, 45:XX:XX

Emotionale Extreme, abwechselnd aktiv und lethargisch. Ich wurde angespannt und aufgedreht, rannte tagelang herum, fühlte mich anschließend ausgebrannt und brach erschöpft zusammen.
35, C30, XX:XX:XX

Weniger deprimiert, „fühle mich ab und zu lebendig und als Mensch".
45, C30, 45:XX:XX

Das gewohnte Gefühl von Depression ist verschwunden. (Heilwirkung)
13, C12, XX:XX:XX

Weinerlich während der Menstruation, nahm mir alles zu Herzen.
07, C100, 10:XX:XX

Nicht so fröhlich, mehr deprimiert und niedergeschlagen.
11, C6, 04:XX:XX

Am Morgen Verlangen, fröhliche Lieder zu singen.
01A, C30, XX:XX:XX

Viel empfindsamer für Musik - vor allem fröhliche Musik. Sie bereitet mir unglaublich viel Vergnügen.
01A, C30, XX:XX:XX

Ruhelos im Bett.
27, C100, 03:XX:XX

Ruhelos, schwierig zu schlafen.
45, C30, 40:XX:XX

Nach der ersten Dosis fühlte ich mich entspannt und müde mit einem inneren Gefühl von Stille und Ruhe. Fühlte mich glücklich, aufgeregt, stimuliert, als seien meine Nerven aktiver. Arbeiten fiel mir leichter - ein Gefühl von Klarheit.
29, C200, 00:00:10

Allgemein ruhig, behaglich und distanziert. Nicht so sehr in allem verfangen. Körperlich empfindsamer.
45, C30, 00:XX:XX

Fühle mich innerlich sehr still - als wolle ich gern den ganzen Tag schlafen oder nur die Augen schließen. Ein Gefühl von Stillegung.
01A, C30, 02:XX:XX

Fühle mich am Abend liebevoll und ruhig, weniger ruhelos als sonst.
11, C6, 00:XX:XX

Fühlte mich während der Prüfung weniger unzufrieden und ruhelos, weniger Bedürfnis, rauszukommen oder an die frische Luft zu gehen, allgemein positiver. (Heilwirkung)
11, C6, XX:XX:XX

Drang und starkes Verlangen zu reisen haben seit der Prüfung nachgelassen. (Heilwirkung)
11, C6, XX:XX:XX

Fühlte mich voller Energie, Schlagfertigkeit und Schwung.
27, C100, 02:15:30

Fühle mich entspannt, kreativ und optimistisch - ganz anders als mein sonstiger träger prämenstrueller Zustand. (Heilwirkung)
41, C6, 00:XX:XX

Ich bin glücklich über das Leben, mehr innere Freude am Leben - es hätte alles anders sein können. Ich nehme die Dinge leichter, bin entspannter, habe mehr Energie und bin nach den Mahlzeiten weniger müde.
29, C200, XX:XX:XX

Ich fühle mich allgemein mehr in meinem Körper, meine Bewegungen sind ruhiger, meine Hand ist ruhiger, und Schreiben fällt mir leichter.
29, C200, 01:XX:XX

Ich fühlte mich den ganzen Tag über stark und positiv (hatte dieses Gefühl im vergangenen Jahr nur selten).
45, C30, 11:XX:XX

Gemüt - Intellekt

Alles fühlt sich etwas faul, 'wattig' an.
11, C6, 01:XX:XX

Benebelt im Kopf, kein sehr klares Denken.
31, C6, 00:01:XX

Ich fühle mich geistig wie eine Schnecke oder ein Tier, das aus einem Kokon schlüpft - von unsichtbaren Prozessen erschöpft.
15, C30, 72:XX:XX

Fühle mich „langsam“ und „nicht gegenwärtig“, weggetreten.
45, C30, 28:XX:XX

Langsam - muß länger nachdenken, bevor ich auf Fragen antworte.
11, C6, 00:XX:XX

Konzentrationsmangel. Die Gedanken fliegen.
29, C200, 00:XX:XX

Lesen ist unmöglich. Ich habe Interesse an den Ideen und mich hungert danach, aber die Konzentration wandert ständig ab. Ich lese denselben Abschnitt immer wieder und starre zwischendurch mit leerem Blick ins Feuer.
15, C30, 04:XX:XX

Sehr aufgeregt und schreckhaft. Konzentration schwierig, besonders beim Fahren. Die Reflexe scheinen verlangsamt zu sein. Ich lasse ständig den Blinker an. Ungewöhnlich.
35, C30, 01:12:XX

Mache immer wieder dumme Fehler, als hätte ich überhaupt nicht geschlafen. Fühle mich verwirrt. Habe die ganze Nacht die Haustür offen und die Lichter angelassen.

Konnte den Rasenmäher nicht starten, weil ich den Benzinhahn nicht aufgedreht hatte.
35, C30, 02:XX:XX

Plötzlicher totaler Konzentrationsausfall. Ich ging geradewegs in die überfüllte Damentoilette. Ich brauchte einige Sekunden, bis ich merkte, daß die 'Herren' Röcke trugen und mich ungläubig ansahen.
35, C30, 04:XX:XX

Ich stand unter der Dusche, wollte mein Haar nur anfeuchten, merkte auf einmal, daß ich mein Haar automatisch wusch.
15, C30, 00:00:30

Geistesabwesend. Mein Geist ist sehr klar und fähig, geistig gut zu arbeiten - aber unklar in bezug auf praktische Dinge, z.B. wollte ich Tee machen, bereitete aber stattdessen ein anderes Getränk zu, ohne es zu merken.
41, C6, 00:02:XX

Das Gefühl, nicht recht zu wissen, wo ich hingehöre und was ich tun sollte. Hatte zu nichts Lust, aber zwang mich dazu, Holz zu hacken und schnitt mir in den Finger.
41, C6, 01:XX:XX

Fühlte mich geistig sehr klar und fand beim Bearbeiten von Fällen schnell heraus, worum es ging, im Gegensatz zu meiner gewohnten Verwirrung. Geistiges Arbeiten fällt leicht - aber auf praktischer Ebene verwirrt.
41, C6, 00:XX:XX

Fühle mich wacher und leichter im Kopf. Mein Denken ist klarer, und ich finde es leichter, mit Patienten zu sprechen, bin stärker gegenwärtig.
29, C200, 01:XX:XX

Fühlt sich geistig klarer und mehr bei sich selbst.
13, C12, 00:09:00

Hat einen klaren Kopf und ist wachsam, reagiert blitzschnell.
13, C12, 23:XX:XX

Ich ging nach unten, um etwas Praktisches zu erledigen, aber vergaß völlig, was es war und konnte mich erst zehn Minuten später wieder daran erinnern.
41, C6, 01:XX:XX

Bei drei verschiedenen Gelegenheiten habe ich heute Dinge abgelegt und konnte sie dann nicht mehr finden. Ich lief sinnlos umher und suchte nach den Dingen.
15, C30, 03:XX:XX

Ich ging einkaufen, um eine Dose Suppe für das Mittagessen zu besorgen, aber konnte mich nicht erinnern, was ich holen wollte.
07, C100, 00:22:30

Vergeßlich, geistesabwesend.
45, C30, 17:XX:XX

Vergaß den Namen einer mir vertrauten Person.
07, C100, 01:XX:XX

Ich bin nervös und stottere. Die Dinge kommen nicht richtig heraus. Ich springe von einem Thema zum andern.
35, C30, 04:XX:XX

Beim Sprechen brachte ich die Worte hoffnungslos durcheinander.
15, C30, 04:XX:XX

Fehler beim Schreiben.
41, C6, 00:XX:XX

Fehler beim Schreiben - schreibe Worte zweimal und lasse einzelne Buchstaben aus.
41, C6, 01:XX:XX

Beim Schreiben lasse ich den ersten Buchstaben aus - z.B. 'ad' anstelle von 'had'.
41, C6, 00:XX:XX

Fehler beim Schreiben, schrieb falsche Wörter: 'excess' anstelle von 'axis'; 'jesterday' anstelle von 'yesterday'; 'I' anstelle von 'high'.
07, C100, 04:XX:XX

Während ich krank bin, bleiben meine Gedanken an trivialen Dingen haften, und ich denke mir Wortspiele aus. Verlangen, 'vertical cervebrae' zu schreiben anstatt 'cervical vertebrae'. Mein Geist hängt in einer Plattenrille fest, und wiederholt dieselben unlogischen Dinge immer und immer wieder, was sehr öde ist.
15, C30, 03:13:30

Sicht und Gehör sind schärfer.
29, C200, 00:06:XX

Geruchssinn, Tastsinn und Sicht sind schärfer und dominanter.
01A, C30, 00:XX:XX

Schwindel

Fühlte mich schwindlig beim Aufstehen, mit Übelkeit, nach dem Teetrinken.
15, C30, 03:13:30

Kopf

Ein schwaches Summen über dem ganzen Kopf.
11, C6, 04:XX:XX

Verschwommenes, benommenes Gefühl kommt in Wellen über den Kopf - angenehm und entspannend.
41, C6, 01:XX:XX

Dicker und benommener Kopf. Wie ein Kater, nicht ganz da, als sähe man durch eine Wolke.
11, C6, 01:XX:XX

Empfindung von Blutstau im Kopf.
01A, C30, XX:XX:XX

Spannungsgefühl um den Kopf - eine Einsschnürung wie eine Puddingform.
01A, C30, 00:XX:XX

Die Mittellinie des Kopfes an den Schädelnähten fühlt sich spitzer an, wie ein

Dachfirst. Dumpfes Gefühl zwischen Scheitel und Hinterkopf an der Mittellinie. Der Oberkopf ist empfindlich.
01A, C30, 00:12:XX

Die rechte Seite des Kopfes fühlt sich überproportional groß an. Das Gefühl dehnt sich auf den ganzen Kopf aus, aber die rechte Seite ist schlimmer.
13, C12, 00:04:XX

Beim Zurückbiegen des Kopfes empfinde ich oder bilde mir ein, mein Hinterkopf sei entsetzlich verlängert. Ich kann den Gedanken nicht loswerden.
15, C30, 03:13:30

Empfindung, als würde die Stirn vorspringen wie ein Regalbrett.
01A, C30, 00:12:XX

Die Stirn fühlte sich sehr dünn an, aber als ich sie mit den Fingern berührte, fühlte sie sich dick an.
01A, C30, XX:XX:XX

Empfindung, als sei etwas im Kopf locker, als seien die Nebenhöhlen und das Zäpfchen durch eine Schnur miteinander verbunden.
27, C100, 03:04:30

Der Kopf fühlte sich an, als schwebte er.
41, C6, 00:15:XX

Sehr trockene, sehr große, flockige Schuppen, wie Schnee, fallen beim Bürsten der Haare auf die Schultern.
11, C6, 03:XX:XX

Ich denke, mein Haar sei sehr trocken und leblos.
15, C30, 03:12:XX

Ich habe mir die Haare geschnitten. Kann nicht herausfinden, warum. Eigentlich wollte ich sie wachsen lassen.
35, C30, 04:XX:XX

Verlangen, das Haar zu schneiden, so daß es kurz und borstig ist.
01, C6, 00:00:05

Empfindung einer kalten Stelle auf der linken Seite des Scheitels - als ginge eine kalte Stelle durch meinen Kopf hindurch.
41, C6, 03:XX:XX

Mein Kopf fühlte sich viel kälter an.
01A, C30, 00:XX:XX

Der Kopf fühlt sich extrem heiß an.
01A, C30, 01:XX:XX

Die Stirn fühlt sich bei Berührung sehr heiß an.
01A, C30, XX:XX:XX

Der heiße Juckreiz, den ich immer auf dem Kopf habe, ist seit Beginn der Prüfung besser. (Heilwirkung)
01, C6, 01:XX:XX

Mein Kopf war schwer und fiel immer wieder schwer in das Kissen.
15, C30, 03:12:XX

Ganz leichtes Pochen im Hinterkopf, führt dort zu Schweregefühl.
41, C6, 00:XX:XX

Schweregefühl über den Augen um 18.00 Uhr mit dem Verlangen, die Augen zu schließen.
05, C30, 03:XX:XX

Schweregefühl um 13.30 Uhr, > nach dem Essen
05, C30, 03:XX:XX

Erbrechen mit Migräne.
15, C30, 10:XX:XX

Husten schmerzt in Brust und Kopf.
45, C30, 42:XX:XX

Kopfschmerzen schlimmer beim Husten, besser, wenn er sich beim Husten den Kopf hält.
45, C30, 43:XX:XX

Kopfschmerzen mit Ohrenschmerzen - linke Seite.
41, C6, 03:XX:XX

Stirnkopfschmerz beim Erwachen, > nach dem Essen.
05, C30, 17:XX:XX

Stirnkopfschmerz. Dumpfes, dickes, volles Gefühl.
27, C100, 02:19:00

Ins Bett, schreckliche Stirnkopfschmerzen und Augenschmerzen.
45, C30, 31:XX:XX

Starke Kopfschmerzen, in Kopf, Schläfen und hinter der Stirn.
45, C30, 43:XX:XX

Dumpfer Schmerz über unterem Stirnbereich um die Augenbrauen herum, tiefer und intensiver über dem rechten Auge - mit leichtem Druck oben am Nacken.
01, C6, 01:03:45

Druck in der Stirnmitte, so stark, daß Übelkeit hervorgerufen wird.
01A, C30, 02:XX:XX

Drückender Schmerz in der Stirn, breitet sich zu den Schläfen aus, < kräftige Bewegung.
27, C100, 03:XX:XX

Kopfschmerzen, Druck auf den Nasenrücken zum Nacken hin.
11, C6, 00:XX:XX

Leichte Kopfschmerzen von der Stirn zum Hinterkopf, wie ein Streifen über die Kopfmitte.
29, C200, 00:03:XX

Verspannung und Schmerzen im rechten Hinterkopf.
45, C30, 06:21:XX

Schmerz in den Schläfen
27, C100, 04:XX:XX

Scharfe und schießende Schmerzen im Scheitelpunkt.
01A, C30, 00:13:XX

Scharfer Schmerz in der oberen Stirn. Schmerz in den Schläfen, eindeutig < beim Einschlafen.
27, C100, 03:04:30

(Kaltem Wind am Meer ausgesetzt) Scharfer Schmerz in linker Stirn mit stechendem Schmerz in das linke Auge.
45, C30, 28:XX:XX

Kopfschmerzen wie ein Band um den Kopf mit leichtem Pochen, setzte nach Anstrengung ein.
45, C30, 05:04:XX

Pochende Schmerzen, <links, < Bücken, 9.00 - 12.00 Uhr.
11, C6, 02:XX:XX

Pochende Schmerzen über dem linken Auge, nur von 9.00 - 12.00 Uhr, < Abwärtssehen, < Kopf nach unten beugen.
11, C6, 03:XX:XX

Kopfschmerzen, Pochen im Hinterkopfbereich.
45, C30, 05:06:XX

Erwache von starken Kopfschmerzen. „Der Schmerz fühlt sich an, als würde eine Stange meinen Kopf von innen auseinanderdrücken.“ Hämmern in seinem Kopf. „Der Kopf ist völlig leer, bis auf den Schmerz“.
45, C30, 38:XX:XX

Kopfschmerzen beginnen mit Schweregefühl und Benommenheit hinter den Augen und entwickeln sich später in einen pochenden Schmerz um die Schläfen, als sei zuviel Blut im Kopf. Der Schmerz breitet sich zu Kiefermuskeln und Ohr aus, beides ein dumpfer Schmerz. Schmerz > beim Essen, aber kehrt nach dem Essen wieder. Schmerz auch > durch Druck und < durch Bewegung. Während der Kopfschmerzen Müdigkeit und

Verlangen, sich hinzusetzen. Später klingt der Schmerz ab und sitzt mehr in der linken Seite, einbezogen sind Auge, Ohr, Kiefer und Hals.
11, C6, 00:XX:40

Druck auf der Stirn und Schmerzen hinter den Augen.
01, C6, 02:08:15

Leichter Druck an der Kopfseite.
15, C30, 03:13:30

Druck über den Augen, > beim Hinlegen.
07, C100, 01:12:XX

Kopf fühlt sich an wie voller Luft, 'schmerzhaft' empfindlich, als bahnten sich Kopfschmerzen an. Empfindlich, als sei Wind im Kopf oder der Kopf voller Wind. Die Empfindung besteht in Stirn und Schläfenbereich.
45, C30, 17:XX:XX

Fühlte mich schwindlig beim Aufstehen, mit Übelkeit, nach dem Teetrinken.
15, C30, 03:13:30

Trank heißen Tee, danach fühlte sich der Kopf geschwollen und vollgestopft an.
45, C30, 42:XX:XX

Kopf fühlt sich empfindlich an, > nach dem Essen.
45, C30, 13:XX:XX

Augen

Beim Aufwachen war mein rechtes Auge verklebt und geschlossen.
01A, C30, 01:XX:XX

Meine Augen fühlen sich bei künstlichem Licht sehr müde an.
01, C6, 04:XX:XX

Schweregefühl über den Augen, wollte sie schließen.
05, C30, 03:XX:XX

Augen müde und brennen, besonders um den unteren Lidrand - Verlangen, die Augenlider zusammenzukneifen.
15, C30, 03:13:30

Spannung in der oberen Hälfte jedes Augapfels. Die Lider waren sehr schwer.
15, C30, 03:13:00

Die Augen fühlen sich schwer an, mit Trockenheit und Druck an der Rückseite der Augen.
41, C6, 00:00:25

Hinter meinen Augen steigt in Aufwärtsbewegung eine allmähliche Klarheit auf
01A, C30, 00:07:XX

Augen fühlen sich weit offen an, als seien sie weiter geöffnet und die Augenlider nach oben gezogen.
29, C200, 00:06:XX

Die Augen fühlen sich an, als gingen sie immer weiter aufwärts. Sie fühlen sich so weit an, als wollten sie aufplatzen. Die Augenlider fühlen sich weiter und höher an.
01, C6, 05:XX:XX

Würgender Husten läßt meine Augen tränen.
15, C30, 03:13:30

Augen entzündet mit gerötetem Gesicht, abends in der Kneipe.
05, C30, 33:XX:XX

Hitze in und um das rechte Auge, das sich müde und zerschlagen anfühlt.
01, C6, 00:09:30

Augen schmerzhaft und fühlen sich geschwollen an, < links.
11, C6, 00:11:40

Augen schmerzhaft und druckempfindlich.
45, C30, 31:XX:XX

Tiefer Schmerz über dem rechten Auge.
01, C6, 02:12:XX

Zerschlagenheitsgefühl über dem rechten Auge. Rechtes Auge fühlte sich tiefer an als das linke.
01A, C30, 02:XX:XX

Augen wund und brennend - besser durch Druck mit den Fingern auf die Lider.
15, C30, 04:XX:XX

Brennende Augen.
11, C6, 04:XX:XX

Empfindlich und kribbelnd in den Augen.
45, C30, 00:01:00

Meine Augen brennen, trotz Dämmerlicht.
15, C30, 03:13:30

Photophobie
27, C100, XX:XX:XX

Es versetzte mir einen Schock, als mein Mann das Licht anschaltete, obgleich ich darauf gefaßt gewesen war.
15, C30, 03:13:30

Pupillen erweitert während der Kopfschmerzen.
11, C6, 00:09:40

Starke Abneigung gegen künstliches Licht.
01A, C30, XX:XX:XX

Sehen

Sicht schärfer.
29, C200, 00:06:XX

Kleine Details wirken viel schärfer. Dinge sehen besser aus.
01A, C30, 00:XX:XX

Abends sind meine Augen stumpf, aber tagsüber wirkt alles gestochen scharf. Ich habe das Gefühl, ich hätte eine größere Seitensicht - d.h. das periphere Gesichtsfeld ist breiter und klarer - auch das zentrale Gesichtsfeld ist klarer.
01, C6, 03:XX:XX

Während der Kopfschmerzen unfähig, die Augen auf kurze Entfernungen einzustellen, ich fokussiere immer zu weit entfernt. Wenn ich beim Laufen nach unten schaue, wirkt der Boden weiter entfernt. Fühlte mich beim Autofahren unsicher.
11, C6, 00:05:40

Ich sehe weiße Dinge, die sich bewegen, z.B. ein Stück Papier in einem dunklen Raum oder Wolken am Nachthimmel.
27, C100, 04:XX:XX

Im Dämmerlicht sah es aus, als sei der Raum voller aufgeregter Tupfen; ich sah sie weiterhin, wenn ich die Augen schloß.
15, C30, 03:13:30

Dunkle Sprenkel fallen haufenweise herunter, während ich lese. Sie sehen aus wie winzige schwarze Fäden.
15, C30, 06:XX:XX

Ohr

Dröhnen im Ohr.
07, C100, 05:01:00

Völlegefühl und verschwommene Geräusche in beiden Ohren, < links.
11, C6, 04:XX:XX

Ohren fühlen sich verstopft an. Gehör dumpf, bis die Ohren aufspringen.
01, C6, 03:05:30

Ohren heiß und gerötet.
27, C100, 02:02:00

Linkes Ohr brennt und ist rot, vor allem am Rand entlang.
15, C30, 04:XX:XX

Brennen der Ohren, breitet sich gelegentlich zum Mastoid aus.
15, C30, 28:XX:XX

Juckende Ohren; äußerer Gehörgang, < am

Morgen beim Erwachen. (Heilwirkung)
11, C6, 00:XX:XX

Schmerzen im Ohr, links, leichter Schmerz.
27, C100, 02:23:00

Gefühl von Empfindlichkeit in den Ohren, vor allem links.
11, C6, 01:XX:XX

Schmerz im rechten Ohr.
27, C100, 09:00:30

Intensiver Schmerz hinter dem rechten Ohr.
45, C30, 07:03:XX

Schmerzen vor dem rechten Ohr, breiten sich zur rechten Seite der Stirn aus.
01A, C30, 00:01:00

Pulsieren in Ohr und Nacken beim Einschlafen, < beim Liegen auf der linken Seite.
11, C6, 00:11:40

Leicht prickelndes Gefühl im linken Ohr, < laute Musik.
11, C6, 01:XX:XX

Hören

Gehör geschärft.
29, C200, 00:06:XX

Gehör schärfer, vor allem für tiefere Töne, die eine größere Resonanz haben.
01, C6, 02:XX:XX

Unmittelbar nach Einnahme der Tablette hörte ich die Musik des Computerspiels der Kinder. Es hörte sich an wie afrikanische Trommeln, wie ein verstärkter Herzschlag. Ich konnte nicht herausfinden, wo das Schlagen herkam oder ob es in meinem Kopf war.
15, C30, 00:00:00

Nase

Nase wurde innen naß und an der Spitze kalt.
01A, C30, 00:07:XX

Nase kalt, naß und tropft.
01, C6, 00:09:30

Nase fühlt sich kalt an, und ist kalt bei Berührung.
01, C6, 03:XX:XX

Klare Absonderungen mit Juckreiz am Ende der Nasenlöcher.
27, C100, 04:05:00

Meine Nase lief an der Kälte, sie tropfte.
01, C6, 03:XX:XX

Erwacht mit laufender Nase, Schleim im Hals.
45, C30, 18:XX:XX

Laufende Nase und Schniefen den ganzen Tag. Ständiges Verlangen, die Nase zu schneuzen.
45, C30, 20:XX:XX

Nase verstopft und läuft, fühlt sich an wie ein „Schnupfen“.
45, C30, 28:XX:XX

Nase läuft, besser draußen.
45, C30, 29:XX:XX

Nase läuft, grüner oder gelber Schleim.
45, C30, 31:XX:XX

Nasenabsonderung, gelber Schleim mit ein wenig Blut.
45, C30, 31:XX:XX

Klarer Schnupfen mit dem Gefühl, als wäre ein Schlauch oder Strohhalm durch die Nase gesteckt, rechte Seite, erstreckt sich zum rechten Auge.
15, C30, 11:XX:XX

Während der letzten paar Tage, retronasaler

Schleim und Gefühl von Verschleimung im Solar Plexus.
15, C30, 12:XX:XX

Nase verstopft, < linke Seite.
27, C100, XX:XX:XX

Nase verstopft mit dickem Schleim in warmen Räumen. Läuft, wenn es kühler ist.
27, C100, 06:XX:XX

Sonst schlafe ich mit offenem Mund, weil ich nicht durch die Nase atmen kann, aber jetzt ist mein Mund ganz geschlossen, meine Zunge nimmt den gesamten Mundraum ein und die Nase ist frei. (Heilwirkung)
01, C6, 05:XX:XX

Niesen.
15, C30, 11:XX:XX

Niesen.
27, C100, XX:XX:XX

Niesen mehrmals ab 21.00 Uhr, folgte auf Schnupfen.
05, C30, 04:XX:XX

Pfefferiges Gefühl in der Nase am Mittag, > Niesen.
27, C100, 05:XX:XX

Nasenbluten
05, C30, 00:04:XX

Nase fühlt sich kleiner an.
01, C6, 03:XX:XX

Meine Nase fühlt sich länger an, als könnte ich damit zucken, und meine Gesicht fühlt sich spitzer an wie das eines Igels.
01, C6, 04:XX:XX

Geruchssinn sehr empfindlich.
01A, C30, 00:XX:XX

Geruchssinn sehr empfindlich, besonders für die Blumen im Zimmer.
01, C6, 02:12:XX

Mein Geruchssinn ist viel empfindlicher. Ich konnte Ananassaft und Traubensaft vom anderen Ende des Raumes aus riechen, und aus der Nähe rochen sie so überwältigend stark, daß ich meinte, sie verdünnen zu müssen. Ich kann vom anderen Ende des Zimmers aus riechen, was Leute trinken und kann es lokalisieren.
01, C6, 03:XX:XX

Klare, weiße, blasige Absonderung am Abend.
27, C100, 04:XX:XX

Dicke, gelbe, kremige Absonderung beim Erwachen.
27, C100, 05:XX:XX

Pickel im oberen rechten Nasenloch.
45, C30, 36:XX:XX

Gesicht

Trockene Lippen.
27, C100, 07:XX:XX

Lippen sind trocken.
01, C6, 03:XX:XX

Trockene Lippen, sie schälen sich vom Lecken der Lippen.
11, C6, 00:09:40

Gesichtshaut fühlt sich an wie windgegerbt - trockene, spröde Haut, sehr dünn, fleckig und faltig, vor allem unter dem Auge. Ich sehe aus, als hätte ich faltige Ringe unter den Augen, die Haut saugt Feuchigkeit auf wie Löschpapier. Lippen auch sehr trocken.
15, C30, 08:XX:XX

Bläschenausschlag an den Lippen. Lippen trocken und aufgesprungen.
07, C100, 09:XX:XX

Ein Bläschenausschlag entwickelt sich auf der rechten Seite der Oberlippe.
45, C30, 33:XX:XX

Ein weiteres Fieberbläschen an der linken Unterlippe.
45, C30, 03:XX:XX

Ausschlag um den Mund, schlimmer linke Seite.
27, C100, 07:XX:XX

Kleines Bläschen links an der Innenseite der Unterlippe.
05, C30, 01:XX:XX

Rotes Fieberbläschen im rechten Mundwinkel.
01A, C30, 00:10:XX

Roter, geschwollener Knoten/Pickel auf der unteren linken Wange.
11, C6, 04:XX:XX

Kleine, trockene, kreisrunde Flecken erschienen unterhalb ihrer Unterlippe.
13, C12, 25:XX:XX

Roter und livider Pickel auf der linken Wange. Der letzte ist jetzt flach, aber hinterließ eine rotviolette Narbe.
15, C30, 08:XX:XX

Rote, juckende Bereiche um Nase und Mund, > während der Prüfung. (Heilwirkung)
11, C6, XX:XX:XX

Gesicht gerötet und heiß, nachdem er Bier getrunken hatte. Dehnte sich später bis zu den Ohren aus.
27, C100, 02:01:00

Gesicht gerötet nach dem Abendessen.
05, C30, 01:XX:XX

Gesicht gerötet mit entzündeten Augen, abends in der Kneipe.
05, C30, 33:XX:XX

Beim Aufwachen, Gesicht rot, aber die Füße sehr blaß.
01A, C30, 02:XX:XX

Gesicht fühlt sich heiß und rot an. Brennen und Röte im Auge, an der Stelle, an der sie sich mit vierzehn Jahren verbrannt hatte.
01A, C30, 01:XX:XX

Rechte Gesichtsseite heiß um das Ohr.
01, C6, 00:16:00

Gesicht fühlte sich gerötet an, wie ein Niazinschub, warm und prickelnd.
45, C30, 00:00:02

Plötzlich wurde die linke Seite meines Kiefers für mehrere Minuten taub - kein Schmerz.
35, C30, 00:10:XX

Taubheitsgefühl um die Lippen, dehnt sich bis zu den Nasenlöchern aus.
27, C100, 07:XX:XX

Meine Lippen fühlen sich anders an, und ich lecke sie.
01, C6, 04:XX:XX

Tiefer Schmerz im linken Kiefer, dehnt sich bis zum Ohr aus.
01, C6, 03:05:45

Verlangen, die Handflächen in die Stirn zu schieben und die Handballen in die Augenhöhlen.
15, C30, 03:13:30

Meine Nase fühlt sich länger an, als könnte ich damit zucken, und mein Gesicht fühlt sich spitzer an wie das eines Igels. Andere haben diese Veränderung auch an mir beobachtet, und wenn ich in den Spiegel sehe, erkenne ich mich nicht wieder. Ich sehe anders aus, vor allem um die Augen und darüber - mein Gesicht ist mir nicht vertraut. Der Stirnbereich fühlt sich gestauter und größer an.
01, C6, 04:XX:XX

Die linke Gesichtseite fühlt sich 'gespannter', kontrahierter und kleiner an. Normalerweise fühlt sich die rechte Kopfseite gespannter an.
13, C12, 46:XX:XX

Rechter Kiefer verspannt.
01, C6, 00:08:15

Ehemann sagte: „Du siehst müde und verschlossen aus, und dein Gesicht ist aufgedunsen". Die Haut unter meinen Wangenknochen fing an zu kribbeln und zu brennen.
15, C30, 03:13:30

Fühlt sich allgemein auf der linken Seite etwas schwächer.
13, C12, XX:XX:XX

Inneres Zucken des Gesichts, rechtsseitig, ca. 1 cm unterhalb der Unterlippe - wie von einem Nerv.
01, C6, 02:06:20

Zucken unter dem rechten Auge.
07, C100, 01:XX:XX

Mund

Zunge hinten gelblichbraun belegt, als hätte ich viele Zigaretten geraucht.
07, C100, 01:22:00

Zunge sieht viel sauberer aus und fühlt sich viel sauberer an als in den letzten drei Jahren, in denen sie schwarz oder pelzig orange war (diese schwarze Zunge hatte sie seit einer Dosis Acidum nitricum). (Heilwirkung)
15, C30, 02:03:00

Weißlichgelbe Zunge.
05, C30, 33:XX:XX

Zunge sieht aus, als sei sie matt beige gestrichen.
15, C30, 08:XX:XX

Kaut auf den Lippen.
45, C30, 31:XX:XX

Trockener Mund am Nachmittag und Abend.
05, C30, 00:XX:XX

Kleine, weiße, erhabene Pickel auf der Zunge.
05, C30, 30:XX:XX

Kleine rote Pickel am Zungengrund.
05, C30, 37:XX:XX

Geschwüre an der Innenseite von Mund und Wangen und in Mundwinkeln (links).
11, C6, XX:XX:XX

Hohles Gefühl im Mund, wie eine Kluft zwischen Zunge und hartem Gaumen.
31, C6, 00:04:XX

Empfindung von Kneifen in den Speicheldrüsen beim Weintrinken - ähnliche Schmerzen erstrecken sich zum linken Ohr.
15, C30, 03:XX:XX

Empfindlichkeit im linken hinteren Gaumen (in der Nähe der Backenzähne), wenn ich es mit der Zunge berühre, dehnt es sich zum Zahnfleischrand aus.
45, C30, 02:20:30

Der harte Gaumen hinter den Schneidezähnen fühlt sich wund an, Druck verschlimmert.
45, C30, 34:XX:XX

Speichelfluß vermehrt.
27, C100, 05:XX:XX

Speichelfluß beim Hinlegen.
27, C100, 04:XX:XX

Speichelfluß mit Sodbrennen.
15, C30, 00:XX:XX

Schlechter Geschmack im Mund mit Durst.
07, C100, 00:00:30

Unangenehmer Geschmack mit Durst.
05, C30, 12:03:15

Nikotingeschmack im Mund - „wie ein alter Aschenbecher" (raucht nicht).
07, C100, 01:09:30

Tee schmeckte nach nichts, wie heißes Wasser.
07, C100, 01:09:30

Tee oder Orangensaft geschmacklos.
07, C100, 04:XX:XX

Zähne

Schmerzen des Zahnfleischs und um die Zahnwurzeln. Oberer rechter Eckzahn.
27, C100, 02:23:40

Schmerzen im rechten oberen Eckzahn.
27, C100, 04:XX:XX

Hals

Beim Aufwachen, schrecklich trockenes Gefühl im Hals. Fühlte einen Schleimpfropf im Hals und mußte husten, um ihn zu lösen.
41, C6, 02:XX:XX

Ständiges Verlangen, mich zu räuspern, weil ich einen Schleimpfropf hinter dem Sternum spürte.
15, C30, 03:13:30

Erwacht mit laufender Nase und Schleim im Hals.
45, C30, 18:XX:XX

Hals fühlt sich roh an im Schlund. Räuspert beigefarbenen Schleim aus dem Rachenraum - es war sehr schwierig, ich wollte ihn eigentlich schlucken.
15, C30, 04:XX:XX

Leicht entzündeter Hals.
13, C12, 04:XX:XX

Stark entzündeter Hals.
01A, C30, 01:XX:XX

Hals wund und entzündet.
27, C100, 04:XX:XX

Dumpfer oder wunder Schmerz im Halsinnern, < Bewegung oder Kopfnicken.
11, C6, 00:XX:XX

Schluckbeschwerden bei Entzündung im linken Hals.
11, C6, 03:XX:XX

Entzündeter Hals am Abend, < schlucken.
05, C30, 13:XX:XX

Wundschmerz im Hals zwischen Uvula und Epiglottis, erstreckt sich am Nachmittag zur Nase.
27, C100, 03:XX:XX

Wundes, pfefferiges Gefühl im Hals.
27, C100, 03:XX:XX

Kitzeln hoch oben rechts im Hals, führt zu Husten, treibt Wasser in die Augen und Gefühl, als müßte ich würgen.
15, C30, 00:01:45

Entzündeter Hals, linke Seite beim Schlucken. Ab und zu etwas Niesen.
45, C30, 28:XX:XX

Drüsen geschwollen und schmerzhaft, schlimmer links und schlimmer durch Druck.
11, C6, 00:06:10

Entzündung und Empfindlichkeit in Hals und Drüsen auf beiden Seiten.
11, C6, 00:09:40

Hals fühlt sich wund an und brennt vor dem Adamsapfel.
45, C30, 07:08:XX

Pulsieren, empfunden in Hals und Ohr, < Liegen auf der linken Seite.
11, C6, 00:XX:XX

Hals innen dunkelrot, < linke Seite.
11, C6, 00:XX:XX

Weniger Verlangen zu schlucken - nicht weil es anstrengend oder schmerzhaft wäre, sondern es fühlt sich nicht richtig an. Ich

möchte nichts in meinem Magen haben, vor allem keine feste Nahrung.
01, C6, 01:XX:XX

Kribbeln im Hals. Verlangen nicht zu schlucken, aber sehr hungrig.
01, C6, 02:17:XX

Magen

Appetit besser - ich esse zum Frühstück und Mittagessen. Sehr ungewohnt.
15, C30, 08:XX:XX

Ich wache hungrig auf, als sei während des Schlafes viel passiert.
11, C6, 08:XX:XX

Appetit verbessert. Fühlte mich zur Mittagszeit hungrig und aß etwas (normalerweise ißt sie nur abends).
15, C30, 01:12:XX

Verlangen, nach Nahrung zu suchen, sobald die Dämmerung einsetzte.
01A, C30, 00:12:XX

Fühlte mich hungrig, aber wußte nicht, was ich essen sollte.
01, C6, 04:XX:XX

Sehr hungrig, aber mit Kribbeln im Hals und Verlangen, nicht zu schlucken.
01, C6, 02:XX:XX

Ich möchte nichts in meinem Magen haben, vor allem keine feste Nahrung - mit weniger Verlangen zu schlucken.
01, C6, 01:XX:XX

Leeregefühl in Solarplexus und Magen, Empfindung wie Hunger, aber das war es nicht.
45, C30, 00:06:40

Abneigung gegen Nahrung. Ich möchte nicht essen und habe kein Verlangen zu schlucken.
01, C6, 03:XX:XX

Appetitmangel und Durst.
45, C30, 31:XX:XX

Kein Appetit, esse kleine Mengen.
45, C30, 46:XX:XX

Magen fühlt sich verschlimmert und voll an.
45, C30, 17:XX:XX

Das Gefühl, als würde ich Nahrung jetzt besser aufnehmen. (Heilwirkung)
13, C12, XX:XX:XX

Abneigung gegen Süßigkeiten.
15, C30, 36:XX:XX

Verschlimmerung durch und Abneigung gegen Süßigkeiten. Davon wird mir übel, mein Kopf wird warm, und das Denken weniger klar.
29, C200, 06:XX:XX

Abneigung gegen den gewohnten schwarzen Tee und stattdessen Verlangen nach heißem Johannisbeersaft.
15, C30, 00:00:50

Verlangen nach Früchten und Saft - nach erfrischenden Dingen.
29, C200, 01:XX:XX

Verlangen nach Orangensaft und Zitrusfrüchten.
05, C30, XX:XX:XX

Verlangen nach Orangen und Sauerkraut.
45, C30, 42:XX:XX

Verlangen nach kaltem Wasser und Orangensaft.
27, C100, 04:XX:XX

Verlangen nach Obst.
11, C6, 22:XX:XX

Verlangen nach einer Blutorange. Als ich eine aß, schmeckte sie wie Nektar - göttlich.
01, C6, 05:XX:XX

Verlangen nach roten Paprika und roten

Früchten und rotem Traubensaft.
01A, C30, 00:XX:XX

Verlangen, rote Dinge zu essen, wie Rote Beetesuppe, rote Trauben, alles was rot ist.
01, C6, 04:XX:XX

Nahrung hat von nun an eine völlig neue Bedeutung. Zum ersten Mal meine ich zu wissen, was mein Körper braucht. Ich habe immer tote Dinge gegessen - jetzt habe ich Appetit auf Kirschen, rote Paprika, saftige Kerne, tropische Früchte, und ich habe Abneigung gegen gekochte Nahrung, Speiseeis, fettige Dinge, Margarine, Käse und Butter.
01, C6, 05:XX:XX

Ich wollte Käfer essen, große schwarze Käfer, heute morgen. Hatte Verlangen nach dem Knacken, wie wenn man Sellerie ißt. Das überraschte mich.
01, C6, 05:XX:XX

Wollte Nacktschnecken und Grashüpfer essen. Ich konnte mir das Gefühl in meinem Mund vorstellen, wie sie noch lebendig darin zappeln würden (ist seit zwanzig Jahren Vegetarierin).
01, C6, 09:XX:XX

Verlangen, Dinge in Spaghettiform zu essen, wie Nahrung aus der Tube - z.B. 'Tartex'.
01, C6, 04:XX:XX

Verlangen nach Hot Dog-Würstchen direkt aus der Dose.
07, C100, 06:XX:XX

Ich will Tee mit Zucker. Habe das Gefühl, das spende viel Wohlbehagen und Energie.
15, C30, 08:XX:XX

Verlangen nach süßer Nahrung.
01A, C30, XX:XX:XX

Am Mittag hatte ich Verlangen nach Süßigkeiten und einer gefrorenen Schokolade, die ich normalerweise hasse, und ich schickte meinen Sohn, um mehr Schokolade zu kaufen.
15, C30, 04:XX:XX

Verlangen nach etwas Kaltem, aß ein Eis am Stiel.
45, C30, 42:XX:XX

Ich merke jetzt, daß ich seit Beginn der Prüfung mehr rauche.
15, C30, XX:XX:XX

Verlangen nach Mineralwasser. Trank viel, danach lautes, befriedigendes Aufstoßen.
15, C30, 00:05:30

Aufstoßen am Abend.
05, C30, 00:07:15

Zweimal Aufstoßen, gefolgt von saurem Geschmack im Mund.
41, C6, 00:01:XX

Dumpfer Schmerz wie Magenverstimmung in Solarplexus, Schwertfortsatz und letzten beiden Rippen. Der Schmerz wurde schlimmer und veranlaßte ihn dazu, sich vorwärts zu lehnen. Der Schmerz trat in Wellen auf und war begleitet von kräftigen Rülpsern.
45, C30, 01:05:50

Nachdem ich einen Keks gegessen und Tee getrunken hatte, leichter Schmerz im Brustbein mit Aufstoßen.
45, C30, 15:XX:XX

Verlangen nach warmen Getränken, dabei < durch warme Getränke.
45, C30, 41:XX:XX

Ich trinke heißen Tee, ein scharfer (ätzender) Schmerz, wie von einer Säure, als er das Brustbein passiert - als würde das Fleisch von dem darüberfließenden Tee verbrüht.
15, C30, 00:02:30

Intensive, häufige Anfälle von Sodbrennen, während ich sitze, mit Wasseransammlung im Mund.
15, C30, 00:06:00

Sodbrennen beim Zigarettenrauchen und von heißen Getränken, aber nicht von heißen Speisen.
15, C30, 01:06:XX

Sodbrennen beim Aufstehen, was ein leichtes Husten verursachte.
15, C30, 01:16:XX

Sodbrennen, schlimmer von 14.00 - 16.00 Uhr.
15, C30, 01:XX:XX

Sodbrennen, schlimmer nachmittags und abends.
15, C30, 03:XX:XX

Sodbrennen, beginnt mit kleinem, leisen Aufstoßen, gefolgt von brennendem Gefühl, das sich hinter dem Brustbein ausbreitet.
15, C30, 04:XX:XX

Mir ist etwas übel nach einer Tasse Tee.
15, C30, 03:13:30

Übelkeit mit schlechtem Geschmack im Mund.
07, C100, 00:00:00

Übelkeit, als ich mich zum Essen hinsetzte.
27, C100, 02:20:00

Übelkeit und Erbrechen um Mitternacht mit Migräne.
15, C30, 10:XX:XX

Übelkeit nachmittags von 16.00 - 17.00 Uhr, > während der Prüfung. (Heilwirkung)
11, C6, XX:XX:XX

Leichtes Übelkeitsgefühl nach dem Abendessen, von 19.00 Uhr an.
05, C30, 02:XX:XX

Durstig mit scheußlichem Geschmack im Mund, stürzte den Tee hinunter.
07, C100, 00:00:30

Durstig am Nachmittag. > Trinken in kleinen Mengen.
05, C30, 00:XX:XX

Durst gesteigert, nachmittags und abends.
05, C30, 09:XX:XX

Empfindung von Schwäche im Magen und Benommenheit im Kopf und allgemeine Schwäche.
41, C6, 03:XX:XX

Abdomen

Blähungsgefühl nach dem Abendessen, ab 19.00 Uhr, mit Übelkeit.
05, C30, 00:XX:XX

Geblähtes Abdomen, ab 18.00 Uhr. Wegen starker Blähung Verlangen zu reiben, was bessert.
05, C30, 03:XX:XX

Geblähtes Abdomen mit Aufstoßen und Blähungen, < abends.
05, C30, 04:XX:XX

Rumoren und Gase im Abdomen.
29, C200, 01:00:XX

Sehr lautes Rumoren im Abdomen im Liegen, erstreckt sich von links oben nach unten rechts.
15, C30, 04:XX:XX

Gase und Blähungen.
45, C30, 46:XX:XX

Gewohnte stinkende Blähungen verschwunden. (Heilwirkung)
13, C12, 01:00:30

Erwachte um 6.00Uhr mit Schmerzen durch Winde im Oberbauch, schlimmer rechts. Der Schmerz war dumpf, wurde von Zeit zu Zeit schärfer. Mit dem Schmerz Gefühl von Ruhelosigkeit und Übelkeit.
27, C100, 09:12:XX

Gewohnte krampfartige Schmerzen während der Menstruation sind verschwunden. (Heilwirkung)
07, C100, 06:XX:XX

Schmerzen im unteren Beckenbereich im Sitzen.
01, C6, 02:10:XX

Scharfe Schmerzen in der Leber.
01A, C30, 00:XX:XX

Rektum

Durchfall fing an, fürchterlich, schrecklich - massenhaft. Wässrig, sehr stark riechend, hellbrauner Stuhl, wurde im Tagesverlauf schlimmer.
13, C12, 01:00:30

Durchfall, explosiv, mit Windabgang.
05, C30, 13:XX:XX

Heute abend, Durchfall mit viel Rumoren - fühlt sich explosiv an.
01, C6, 07:XX:XX

Stuhlentleerung schwierig, obwohl nicht sehr hart - dann plötzliche Explosionen von losem und saurem Stuhl, der Schmerzen am Anus verursachte.
41, C6, 05:XX:XX

Kein Stuhlgang und kein Drang seit Beginn der Prüfung (sechs Tage), aber kein Unbehagen.
01, C6, 05:XX:XX

Der Stuhlgang ist in Ordnung, und doch fühlt es sich an, als seien die Entleerungen schwierig, unbefriedigend klein, hart und mit Anstrengung verbunden. Die tatsächliche Darmentleerung hat normale Größe und Konsistenz.
45, C30, 06:XX:XX

Stuhl bleibt weich, aber Entleerung ist schwierig.
45, C30, 09:XX:XX

Darmentleerung - habe das Gefühl, ich muß gehen; dann ist nichts da.
45, 30C, 32:XX:XX

Blähungen am Abend.
05, C30, 00:XX:XX

Übel stinkende Blähungen, ab 18.00 Uhr.
05, C30, 02:07:15

Blähungen riechen sauer.
41, C6, 03:XX:XX

Rektum wund von 10.30 Uhr bis ich zu Bett ging.
05, C30, 04:XX:XX

Stuhl

Gewöhnlich weicher Stuhl ist härter als sonst.
27, C100, 02:XX:XX

Hatte endlich Stuhlgang - viel röter/brauner als sonst und in sehr kleinen Stücken.
01, C6, 07:XX:XX

Stuhl weicher und weniger trocken.
21, C9, 02:XX:XX

Sehr loser Stuhl, grenzt an Durchfall.
21, C9, 05:XX:XX

Wässrige Stühle, stinkend, hellbraun.
13, C12, 01:00:30

Stuhl lose und häufiger als sonst.
07, C100, 04:23:15

Harnwege

Männliche Genitalien

Weibliche Genitalien

Menstruation leichter als sonst, wird dann sehr stark.
07, C100, 10:XX:XX

Menstruation stärker und länger als sonst.
07, C100, 10:XX:XX

Menstruation dauerte länger, fünf Tage anstelle von zwei, und das Blut wirkt älter und brauner.
01A, C30, XX:XX:XX

Periode setzte drei Tage früher ein, aber ohne die gewohnten Rückenschmerzen.
01, C6, 09:XX:XX

Kein Fischgeruch während des Geschlechtsverkehrs. (Heilwirkung)
15, C30, 06:XX:XX

Keine Schmerzen mehr beim Geschlechtsverkehr. (Heilwirkung)
13, C12, 07:XX:XX

Kein sexuelles Verlangen.
15, 30C, 02:04:XX

Vermehrte sexuelle Gefühle entwickelten sich am Abend.
13, C12, 01:XX:XX

Sexuelles Verlangen gesteigert. Männer wirken attraktiver.
01A, C30, XX:XX:XX

Larynx

Plötzlicher Stimmverlust bei Erkältung.
35, C30, 01:15:XX

Meine Stimme brach wie bei einem Jungen, was mir einen Schreck einjagte. Meine Stimme rutscht die Tonleiter auf und ab, von hoch und piepsig bis tief und rauchig, einmal fast ganz verloren. Sehr seltsam, als hätte ich keine Kontrolle darüber. Es machte mir Angst.
15, C30, 03:13:30

Atmung

Mehr Luft geht hinein mit weniger Anstrengung - atme viel langsamer und in größeren Abständen.
01A, 30C, 00:00:03

Spannungsgefühl beim Einatmen. Gefühl, als würde ich aus unteren Lungenabschnitten atmen.
01, C6, 03:XX:XX

Husten

Krampfartige Hustenanfälle beim Zubettgehen, > kaltes Wasser.
05, C30, 36:XX:XX

Erwachte durch Husten um 4.00 Uhr.
07, C100, 01:18:00

Wachte drei bis viermal während der Nacht durch Husten auf.
45, C30, 45:XX:XX

Sodbrennen beim Aufstehen, was einen leichten Husten verursachte.
15, C30, 01:16:XX

Trockener Husten.
05, C30, 40:XX:XX

Trockener Husten; abends, nach Schlucken. Krampfartige Anfälle von hartem trockenem Husten beim Zubettgehen.
05, C30, 35:XX:XX

Leichter loser Husten mit dickem, blaßgrünem Schleim.
27, C100, 04:XX:XX

Husten mit Übelkeit und einem Gefühl von Schleim hinter dem Brustbein.
15, C30, 04:XX:XX

Ich hatte einen plötzlichen Anfall von würgendem Husten, der mir das Wasser in die Augen trieb.
15, C30, 03:13:30

Anfallsartiger Husten, der zu Würgen führte. Während des Anfalls hatte ich das Bedürfnis, mich aufzusetzen und mich mit vor dem Körper überkreuzten Armen vorzubeugen.
15, C30, 03:13:30

Schmerzhafter Husten, Brust schlimmer durch Bewegung.
45, C30, 38:XX:XX

Husten steigt höher in die Bronchiolen, es schmerzt!
45, C30, 46:XX:XX

Husten aus dem Hals.
45, C30, 45:XX:XX

Ein wenig Husten den ganzen Tag lang. Husten von tief unten im Zentrum der Brust beim Schwertfortsatz des Brustbeins.
45, C30, 07:08:XX

Ich liege hustend im Bett. Schleim in Luftröhre und Lungen. Der Rückenbereich ist verspannt und schmerzhaft.
45, C30, 29:XX:XX

Auswurf

Während des Hustens Auswurf von sehr klarem Schleim vermischt mit Speichelflüssigkeit.
15, C30, 03:13:30 Dicker

Blaßgrüner Schleim beim Husten.
27, C100, 05:XX:XX Viel

Schleim. Husten tiefsitzend in der Brust - grüner Schleim.
45, C30, 31:XX:XX

Husten - grüne klebrige Brocken.
45, C30, 38:XX:XX

Brust

Ich habe ein kaltes Gefühl in den Lungen. Ich möchte die kalte, feuchte Luft aus meinen Lungen ausstoßen.
01, C6, 03:XX:XX

Ich habe ein leichtes katarrhalisches Gefühl hinter dem Brustbein nach dem Abendessen.
15, C30, 36:XX:XX

Engegefühl an der Rückseite des Herzens.
01A, C30, 00:00:01

Als würde die Herzrückseite gegen meinen Rücken schieben, und sich nach oben und außen ausbreiten.
01A, C30, 00:07:XX

Die Atmung ist anders, aber ich weiß nicht genau inwiefern, als hätte ich eine größere Kapazität, müsse sie aber nicht voll ausschöpfen.
01, C6, 01:XX:XX

Habe das Engegefühl in der Stelle zwischen der Rückseite des Herzens und dem Innern der Wirbelsäule lokalisiert.
01, C6, 02:XX:XX

Stechende Schmerzen, leicht, in rechter Brust beim Liegen auf dem Bauch. Während ich meine Aufmerksamkeit darauf richte, tritt er auch in der linken Brust auf. Empfindung, als würden feine Fäden durch die Brüste gezogen. Die Empfindung pulsiert mit dem Herzschlag, und der Faden scheint vorbeizuziehen, wie ein Bogen, der gerundeten Brustform entlang, nachdem ich meine Stellung in die Seitenlage gewechselt und mich aufgesetzt habe. Gefühl, als würde sich das Herz durch die Rippen vorwölben, besser beim Liegen auf der linken Seite.
15, C30, 02:02:XX

Ich habe das Gefühl, als schlage mein Herz mehr dorsal und lateral zwischen den Schulterblättern, nicht vorn wie sonst - als habe sich das Herz zum Rücken verlagert.
01, C6, 04:XX:XX

Ich konnte spüren, wie mein Herz heftig schlug und sich durch die Rippen vorwölbte.
15, C30, 03:13:30

Um 11.00 Uhr: Empfindung von einer kraftvollen Explosion in meiner Brust, die mir den Atem nimmt, als hätte sich das Zwerchfell verkrampft. Das war zunächst beängstigend, fühlte mich aber später wohler.
01A, C30, 04:XX:XX

Schmerz in der Brust mit Aufstoßen, fühlt sich an, als würde das Herzchakra aufbrechen. Fühle mich noch immer ruhig.
45, C30, 01:12:00

Wenn ich mich als Igel fühle, schlägt mein Herz viel schneller, aber wenn ich die Stille fühle, spüre ich mein Herz überhaupt nicht.
01, C6, 04:XX:XX

In der Nacht hört das Herz auf zu schlagen. Alles sehr still in mir.
01, C6, 04:XX:XX

Brust schwer.
45, C30, 28:XX:XX

Körper schmerzt, Brust schmerzt innerlich.
45, C30, 32:XX:XX

Husten tut in Brust und Kopf weh.
45, C30, 42:XX:XX

Anspannung, Enge und Wundheitsgefühl im Brustbein.
45, C30, 06:21:XX

Empfindlichkeit in Brustbein und unteren Rippen.
45, C30, 02:20:30

Erwachte mit Schmerzen im Brustbein. Engegefühl im Schwertfortsatz mit Schmerzen und etwas Aufstoßen.
45, C30, 13:XX:XX

Nachdem ich ein Keks gegessen und Tee getrunken hatte, leichter Schmerz im Brustbein mit Aufstoßen.
45, C30, 15:XX:XX

Empfindlichkeit im rechten oberen hinteren Brustkorb.
45, C30, 02:20:30

Der ganze rechte obere Quadrant des Körpers fühlt sich warm und etwas schmerzhaft an.
45, C30, 02:21:00

In der ganzen Brust ein tiefer Schmerz von innen (wie Pneumonie), vor allem bei den rechten oberen Rippen, unterhalb des Schulterblatts, und bewegt sich dann zu den rechten unteren Rippen. (Erinnerte ihn an eine rechtsseitige Lobärpneumonie, die er vor 13 Jahren hatte).
45, C30, 18:XX:XX

Im linken Schlüsselbein Juckreiz und Schmerz. In dem ganzen oberen linken Quadranten der Brust etwas dumpfer Spannungsschmerz.
45, C30, 15:XX:XX

Schmerz in oberen linken Rippen bei der linken Schulter. Schmerz schlimmer durch Druck.
45, C30, 28:XX:XX

Schmerz in linken unteren Rippen, vor allem wenn ich mich drehe.
45, C30, 07:09:XX

Schmerz unter den Rippen wanderte weiter außen herum und aufwärts und zieht sich durch zum Rücken.
01, C6, 03:XX:XX

Leichter flüchtiger stechender Schmerz in der linken Brust.
15, C30, 03:12:XX

Stechende Schmerzen an der Basis der rechten Lunge.
15, C30, 04:XX:XX

Scharfer Schmerz unter der Mitte der

unteren rechten Rippen, wandert nach rechts.
01, C6, 01:XX:XX

Stechender Schmerz im rechten Brustkorb und Lungenbereich mit etwas Kurzatmigkeit.
45, C30, 00:03:11

Dumpf stechender Schmerz, gefolgt von dumpfen Schmerzen innerlich im oberen dorsalen Brustkorbbereich mit Kurzatmigkeit.
45, C30, 01:02:35

Stechender Schmerz im Rücken zwischen Wirbelsäule und linker Schulter, < Inhalation. Gleichzeitig linksseitige Brustschmerzen.
45, C30, 29:XX:XX

Schmerz in den Brüsten vor der Periode weniger als sonst. (Heilwirkung)
13, C12, 04:XX:XX

Brüste fühlen sich voller an.
01A, C30, 00:XX:XX

Empfindung in den Brüsten - Verlangen sie zu reiben.
01, C6, 03:XX:XX

Kribbeln in der Brust, kriecht von der Wirbelsäule abwärts.
41, C6, 00:02:XX

Rücken

Kälteschauer die Wirbelsäule hinauf mit Frösteln am Abend.
27, C100, 04:XX:XX

Pickel wie eine Hitzebeule am Nacken, Haaransatz.
05, C30, 05:10:45

Starker Juckreiz im mittleren dorsalen Bereich der Wirbelsäule, mehr linksseitig.
41, C6, 00:15:XX

Juckreiz auf dem Schulterblatt, genau da, wo ich nicht hinkomme.
15, C30, 03:12:XX

Prickelndes Gefühl im Nacken.
01, C6, 04:XX:XX

Kaltes Kribbelgefühl die Wirbelsäule hinauf.
41, C6, 00:00:25

Empfindung einer Bewegung nach oben und außen ausgehend von T2.
01A, C30, 00:12:XX

Der Rücken fühlt sich weiter und kraftvoller an, und meine Arme fühlen sich kürzer an, vor allem um den Unterarm.
01A, C30, 00:XX:XX

Empfindung, als sei mein Rücken größer und weiter, als ich ihn kenne. Die Empfindung entwickelte sich so, daß mir schien, als bewege sich mein Rücken in die Höhe und nach außen in Richtung Schulterblätter - als wolle er sich öffnen.
01, C6, 01:XX:XX

Mein Rücken fühlt sich verändert an - fester und nach innen gebogen, und es besteht ein Spannungsgefühl im Hypochondrium.
01, C6, 04:XX:XX

Mein Rücken fühlt sich von Tag zu Tag kraftvoller und breiter an. Diese Breite hat sich allmählich von den Schulter hinunter zu den Hüften ausgedehnt. Ich fühle mich kraftvoller im Hüftbereich.
01, C6, 04:XX:XX

Rückenschmerzen - viele Male im Tagesverlauf.
45, C30, 46:XX:XX

In den vergangenen drei Nächten erwachte er gegen 2.00 - 3.00 Uhr. Er schlief auf dem Rücken, fühlte sich steif mit sehr schmerzhaftem Nacken.
45, C30, 10:XX:XX

Ich fühle mich sehr verletzlich an der

Wirbelsäulenbasis.
01, C6, 01:XX:XX

Unwohlsein in Wirbelsäule und Rücken - mit tiefer Ruhelosigkeit, Unbehaglichkeit und Reizbarkeit.
01, C6, 02:12:XX

Empfindlichkeit im ersten Dorsalwirbel, schlimmer durch harten Druck. Schärfere Spannungsgefühle, die sich von T1 aus in Spasmen über die Schultern ausbreiten und später nach vorn wandern.
41, C6, 00:02:XX

Schmerzhaftes Zucken in der mittleren dorsalen Wirbelsäule, das sich zum vorderen Brustkorb ausdehnt mit Spannungsgefühl, als werde dort etwas gepreßt.
41, C6, 00:15:XX

Schmerzen im Rücken dehnen sich zur Brust aus, wie Magenverstimmung - als würde etwas vom Rücken aus nach vorn gezogen oder wie eine Kontraktion von der Wirbelsäule zu Lungen und Magen. Der Schmerz strahlt von der Mitte aus durch den Körper hindurch und breitet sich zu Nacken und Schultern aus.
41, C6, 01:XX:XX

Rückwärts stechender Schmerz im rechten unteren Lendenbereich.
45, C30, 50:XX:XX

Stechender Schmerz im Rücken zwischen Wirbelsäule und linker Schulter, < Einatmen. Gleichzeitig linksseitige Brustschmerzen.
45, C30, 29:XX:XX

Ihre gewohnte Empfindlichkeit in der dorsolumbaren Verbindung der Wirbelsäule, mit starker Verschlimmerung durch Berührung, hat sich während der Prüfung sehr gebessert. (Heilwirkung)
13, C12, 03:XX:XX

Die Muskeln auf beiden Seiten der Halswirbel fühlen sich an, als seien sie fest zusammengeschnürt. Die Spannung ist intensiv. Ich biege den Nacken zurück, um sie zu lindern, und das führt pötzlich zu einer Empfindung, als sei der Hinterkopf entsetzlich verlängert. Ich werde diesen Gedanken nicht los.
15, C30, 03:13:30

Spannung in den Schultern erstreckt sich zur Nackenbasis in die Wirbelsäule, wo dorsaler und cervikaler Abschnitt zusammentreffen.
41, C6, 00:00:02

Nacken steif und eng.
01, C6, 00:16:00

Spannungsgefühl um den zweiten und dritten Brustwirbel.
01A, C30, 00:10:XX

Extremitäten

Ungeschickt, unbeholfen, läßt Dinge fallen, läuft in Dinge hinein.
27, C100, 03:XX:XX

Hände weniger fähig, feine Bewegungen auszuführen, wie z.B. Schreiben.
01A, C30, 00:XX:XX

Meine Hände fühlen sich kraftvoller an, aber weniger koordiniert, vor allem für feine Arbeiten.
01, C6, 02:XX:XX

Ungeschicklichkeit vor der Menses ist besser. (Heilwirkung)
07, C100, 05:XX:XX

Unkoordiniert mit meinen Händen. Als ich zwei Türgriffe gleichzeitig öffnen mußte, merkte ich, daß ich den Mund benutzen wollte.
01, C6, 04:XX:XX

Unkoordiniertheit - die Gliedmaßen fühlen sich schwer an und reagieren langsam.
35, C30, 00:01:30

Die Beine fühlten sich kraftlos an, wie schweres Gummi und weit entfernt. Ich kann sie bewegen, aber es liegt eine Zeitspanne zwischen Gedanken und Handlung.
15, C30, 03:13:30

Meine rechte Hand fühlt sich größer und weiter an, und ich fühle mich kraftvoller. Aber meine Handgelenke fühlen sich schwächer und flacher an. Empfindung von Öffnung der Hände und Verspannung im Unterarm.
01, C6, 03:06:XX

Ich habe das Gefühl, nicht so schwere Gewichte tragen zu können wie sonst. Meine Arme fühlen sich unwohl, wenn ich schwer trage.
01, C6, 03:XX:XX

Meine Füße sind extrem kalt, obwohl ich gefütterte Stiefel trage. Die Füße fühlen sich kalt an bei Berührung, vor allem die Zehen.
15, C30, 02:XX:XX

Die Füße fühlen sich an wie Eisblöcke, so kalt daß mir die Knochen wehtun, obwohl am Feuer.
15, C30, 12:XX:XX

Pickel innen am rechten Unterarm, > Kratzen.
05, C30, 02:00:15

Pickel, juckend, innen am rechten Daumen.
05, C30, 02:XX:XX

Pickel außen am linken Unterarm.
05, C30, 03:XX:XX

Pickel an der Oberseite des linken Oberschenkels.
05, C30, 06:XX:XX

2 Pickel auf der rechten Schulter 18.00 Uhr, lästig > Kratzen.
05, C30, 14:XX:XX

Spitze des kleinen Fingers der rechten Hand ist wund und schält sich.
05, C30, 14:XX:XX

Juckreiz an den knochigen Bereichen, wo die Haut dünn ist, hat jetzt aufgehört. Zurückgeblieben sind Narben auf meinen Unterarmen, da wo ich mich blutig gekratzt hatte.
15, C30, 20:XX:XX

Knochiger Knoten auf rechtem Handgelenk, entstand um 21.30 Uhr, leicht schmerzhaft.
05, C30, 06:10:45

Spitze des kleinen Fingers, die vor der Prüfung wochenlang taub war, ist jetzt besser. (Heilwirkung)
01A, C30, XX:XX:XX

Schmerzen in den Gelenken.
11, C6, 04:XX:XX

Wandernde Schmerzen in Händen und Füßen, Muskeln, Gelenken und kleinen Knochen.
27, C100, XX:XX:XX

Krampfartige Schmerzanfälle tief im rechten Unterarm, treten beim Autofahren auf.
05, C30, 07:XX:XX

Schmerzen der Armmuskeln, im Bett.
05, C30, 30:XX:XX

Milder pochender Schmerz in der linken Leiste und innerem Oberschenkel.
45, C30, 05:01:XX

Zermürbender Schmerz im linken Bein, Vorder und Rückseite.
05, C30, 03:12:15

Tiefer Schmerz in den Gelenken beider großen Zehen am ersten Grundgelenk. Schlimmer durch Kälte.
01, C6, 02:XX:XX

Nachdem ich die Hand ganz leicht angestoßen hatte, tat sie unverhältnismäßig weh, wie zerschlagen.
27, C100, 02:XX:XX

Schießender Schmerz erstreckt sich die Finger entlang abwärts zu den Spitzen. Linke Hand - 5. Finger; rechte Hand - 2. Finger.
27, C100, 02:XX:XX

Scharfer, aufwärtsschießender, kurzer Schmerz im rechten Gesäßmuskel, im Stehen beim Backen - ich mußte mich zusammenkrümmen und aufschreien.
15, C30, 01:45:XX

Ich empfinde einen scharfen tiefen Schmerz in den Beinen, an der Innenseite des Malleolus.
01, C6, 04:XX:XX

Empfindung von Verspannung im linken Oberarm, mediale Seite, erstreckt sich abwärts, den Unterarm entlang zum Handgelenk.
01A, C 30, 00:04:XX

Verspannung im rechten Oberschenkelmuskel.
01, C6, 01:10:50

Schlaf

Erwachte am Morgen und merkte, daß ich im Schlaf bei vollem Bewußtsein gewesen war, als wäre ich wach.
01, C6, 06:XX:XX

Mein Schlaf ist tiefer.
29, C200, 02:XX:XX

Erwachte wieder auf dem Rücken, mußte meine Position ändern, der Nacken schmerzte und war steif. Auf der Seite hörte der Schmerz auf.
45, C30, 11:XX:XX

Schlief viel auf dem Rücken.
45, C30, 12:XX:XX

Überwältigt von Schläfrigkeit.
45, C30, 46:XX:XX

Plötzlich fühlte ich mich extrem müde, gähnte, als sei es 2.00 Uhr morgens.
15, C30, 02:XX:XX

Schlief bis 17.30 Uhr, ungewöhnlich lang. Sehr müde.
15, C30, 04:XX:XX

Müde, während der Periode Verlangen, mich mit einer Wärmeflasche zusammenzukauern und schlafen zu gehen.
07, C100, 09:XX:XX

Weniger müde als sonst nach den Mahlzeiten.
29, C200, 01:XX:XX

Weniger schläfrig im Tagesverlauf, insbesondere um 15.00 Uhr, brauche nicht mein gewohntes Nachmittagsschläfchen. (Heilwirkung)
15, C30, 02:XX:XX

Schlecht geschlafen.
13, C12, 03:XX:XX

Ging um 0.30 Uhr zu Bett, aber war hellwach, sobald ich im Bett lag. Hellwach bis um 3.00 Uhr.
15, C30, 04:XX:XX

Habe letzte Nacht bis 2.00 Uhr nicht geschlafen. Fühlte mich so unbehaglich - es fühlte sich an, als seien das Bett, das Kissen und ich aus Holz.
15, C30, 08:XX:XX

Erwachte in den letzten drei Nächten gegen 2.00 - 3.00 Uhr. Schlief auf dem Rücken, fühlte sich steif mit stark schmerzendem Nacken.
45, C30, 10:XX:XX

Erwachte aus dem Schlaf und fühlte mich heiß und verschwitzt.
11, C6, 04:XX:XX

Erwachte um 5.00 Uhr sehr wach und lebhaft.
01A, C30, XX:XX:XX

Schlaf ruhelos, wachte drei oder viermal auf.
05, C30, 01:XX:XX

Sehr müde beim Erwachen.
15, C30, 04:XX:XX

Ich schlief gestern sofort ein und erwachte auch recht fröhlich - beides ungewöhnlich.
15, C30, 02:XX:XX

Beim Erwachen am Morgen sprang sie aus dem Bett, ohne die gewohnte Müdigkeit und das gewohnte Verlangen, sich wieder ins Bett zu legen. (Heilwirkung)
13, C12, 00:XX:XX

Viel Gähnen.
15, C30, 04:XX:XX

Träume

Träume von Menschen, die ich kannte und Mitgliedern meiner Familie. Ungewöhnlich für mich.
21, C9, 07:XX:XX

Traum: Ich war mit meiner Familie zusammen in einem Auto, wir fuhren hinter meinen Schwiegereltern her aus einem mehrstöckigen Parkhaus. Im untersten Geschoß war eine U-Bahn-Station, und man konnte gerade eben das Dach des Planetariums sehen. Wir mußten anhalten, weil auf dem sich horizontal drehenden Dach des Planetariums ein Feuer wütete. Später wurde mir gesagt, mein Schwiegervater sei tot. Ich wollte meine Schwiegermutter trösten, aber dann sagte man mir, die Geschichte sei nicht wahr und er sei doch nicht tot.
21, C9, 07:XX:XX

Traum: mein Mann hatte einen Becher Kaffee gestohlen. Dann topfte ich Pflanzen in einem frei angelegten Gebäude um. Es waren Kriminalbeamte in dem Gebäude, und ich hatte das Gefühl, unter Verdacht zu stehen.
05, C30, 09:XX:XX

Traum: meine Tochter fönte sich die Haare. Sie würde zu spät zur Schule kommen, und ihre Langsamkeit ging mir sehr auf die Nerven. Ich meinte, sie solle sich das Haar bürsten, nicht fönen. Ich wollte den Fön abschalten, aber die Steckdose an der Wand war offen, und überall hingen Elektroteile herum, so daß ich ihn nicht abschalten konnte.
01, C6, 04:XX:XX

Traum: von badenden Säuglingen.
05, C30, 05:XX:XX

Traum: von zwei obdachlosen Frauen, die draußen zwei Babies zur Welt brachten. Die Säuglinge waren wie hilflose kleine Tiere, fast tot. Die Mütter nahmen sie nicht hoch, und ich machte mir Sorgen darum, daß keine Mutter-Kind-Bindung hergestellt würde und meinte, diese modernen Frauen sollten eigentlich darüber Bescheid wissen. Ich verabschiedete zwei kürzlich promovierte Ärzte und sagte ihnen, ich verstünde mehr als sie vom Gebären von Babies - sie waren nicht am richtigen Ort. Mein Sohn und ich fuhren in einem Kabinenroller an den Ort, an dem die Säuglinge jetzt waren. Als wir die Babies wiedersahen, waren sie wunderschön gerundet und sehr gesund.
21, C9, 01:XX:XX

Traum: Ich hatte ein Baby zu früh geboren, weil die Ärzte es sich anschauen und sehen wollten, welche Fortschritte es machte. Als es geboren war, war es sehr klein aber vollkommen. Es gab eine Debatte darüber, ob es durch den Geburtskanal zurückverpflanzt werden sollte, aber man entschied, es könne draußen bleiben. Das Baby wurde in Embryonalstellung auf meinen Bauch gebunden. Das war ein warmes und wohltuendes Gefühl. Ich fing an, mir Sorgen darüber zu machen, daß das Neugeborene keinerlei Nahrung erhielt. Leute sagten mir, es würde sterben, aber ich glaubte ihnen nicht. Sie sagten, es sei gut, etwas um den Bauch geschnallt zu tragen, das würde das Verlustgefühl verringern, aber ich solle das Baby durch ein Stoffbündel

ersetzen. Ich sah, daß man den Bedürfnissen des Säuglings nicht gerecht wurde, aber hatte offenbar keinen Weg gefunden, das zu lösen.
21, C9, 12:XX:XX

Traum: von starken Schmerzen im Bereich von rechtem Becken und Eierstock - ich war in einem Geschäft, einem Zusammenbruch nahe, und mußte wegen der Schmerzen um Hilfe bitten.
15, C30, 23:XX:XX

Traum: Ich verkaufe Obst und Gemüse auf dem Markt. Ich konnte anscheinend an der Waage die Früchte und Gewichte nicht ins Gleichgewicht bringen.
01A, C30, 03:XX:XX

Traum: Ich saß an einem gedeckten Tisch und aß Wackelpudding mit Sahne, ich wollte um mehr Sahne bitten, aber tat es nicht gern.
05, C30, 03:XX:XX

Traum: Ein lebhafter Traum von Würmern, sie waren dunkel und fett, aber ich wünschte, sie wären rot und dünn. Ich war sehr erregt wegen der Würmer.
01, C6, 00:23:00

Traum: Ich war in einem Raum und schaue aus dem Fenster, um jemandem ein Flugzeug zu zeigen. Es war dunkel, das Flugzeug wurde angezündet und es war bedrohlich, wie in Kriegszeiten.
05, C30, 01:XX:XX

Traum: Ich war in einem Betonbunker auf einem alten Flugplatz. Meine Freundin war bei mir. Ich spürte Beton und Kälte, fühlte mich sehr ausgeschlossen, dann verließen mich meine Freundin und Freunde, und ich fühlte mich sehr allein.
35, C30, XX:XX:XX

Traum: Ein Freund sagte, er sei herumgeflogen und habe mich gesucht. Er benahm sich, als müßten wir einen Termin einhalten. Ich widersetzte mich. Er sagte, wir würden zu einem Abendessen bei Kerzenlicht gehen.
15, C30, 01:XX:XX

Traum: vom Fliegen, auf der Suche nach etwas; im Fliegen ist es leichter.
45, C30, 00:XX:XX

Traum: Ich suchte etwas.
45, C30, 01:XX:XX

Traum: vom Fliegen, half einem kleinen Jungen.
45, C30, 12:XX:XX

Traum: Ich sprang beim Basketballspiel so hoch, als würde ich fliegen.
45, C30, 53:XX:XX

Traum: von Freunden und daß ich aus dem Fenster fiel.
05, C30, 37:XX:XX

Träume: obskur - in denjenigen, an die ich mich erinnere, kam ein Auto vor.
15, C30, 28:XX:XX

Traum: Mein Auto fuhr allein, es sauste auf einen Abgrund zu, aber hielt kurz und geschickt direkt vor dem Abgrund an, als habe es sich perfekt unter Kontrolle. Dann bemerkte ich, daß keine Reifen auf den Felgen waren, und dann lösten sich zwei Räder von der Karosserie.
15, C30, 01:16:XX

Traum: Ich komme von einer Schiffsreise nach Hause - versuche nervös mein altes Zimmer in einem großen Gebäude wiederzufinden. Ich hatte viel Gepäck, dessen Inhalt überquoll.
41, C6, 02:XX:XX

Traum: Ich bin auf einer Seereise. Der erste Teil der Reise war in einem Auto mit einigen Menschen, die sich anfühlten, als sei ich mit ihnen verschwägert, aber es waren nicht die Personen meiner 'Schwiegerfamilie'. Ich saß in das Auto gequetscht und fühlte mich nicht als Teil ihrer Reise oder Familie. Als wir uns dem Meer näherten, wurde die Straße zu

schmal, um weiterzufahren, und wir stiegen aus. An dieser Stelle verlor ich die Familie. Der Weg hinunter zum Meer war sehr schmal und felsig, zu beiden Seiten von einer trockenen Steinmauer begrenzt. Die Luft war angenehm warm, der Himmel von gebleichtem Blau, und ich bemerkte die kleinen Blumen, die in den Sanddünen wachsen. Während ich den Weg hinunterging, kamen nun Leute aus der entgegengesetzten Richtung an - eine weitere Familie von Zigeunern, fahrendes Volk. Jede Person führte ein Tier, und jedes Tier, das vorbeizog, war größer als das vorhergegangene - eine Ziege, dann ein Pferd. Für mich war kein Platz vorbeizugehen. Ich mußte mich immer kleiner machen, um sie vorüberzulassen und in meiner Richtung weiterzugehen. Mir kam der Gedanke, daß es höflich wäre, zurückzugehen, um ihnen Platz zu machen, aber ich war besorgt, wenn ich das täte, würde ich den Weg nicht wiederfinden. Ich löste das Problem, indem ich einfach kleiner wurde. Am Ende des Weges fand ich anstelle des Meeres ein riesiges, sehr volles Schwimmbad mit mehreren Becken auf zwei Ebenen. Ich ging zur oberen Ebene, wo Hunderte von Kindern spielten. Ich fragte die 'Dinner Lady' [= Aufseherin in der Schulkantine, Anm. d. Übers.], wo D. (das Kind, das gestorben war) sei, und sie sagte: „Oh, er spielt auf dem Grund des Beckens und übt seine Mogulen“. Ich ging über einige komplizierte Treppen hinunter zum Schwimmbecken. Die Struktur hätte von Escher entworfen sein können. Ich sah D., der sehr glücklich im Wasser herumplanschte. Mir fiel seine Behinderung auf (Mongolismus = Mogul) als etwas Dickes, Schweres und Körperliches, das im Wasser gebessert wurde. Sein Geist war so warm klar und voller Freude wie der Himmel auf dem Weg hinunter zum Strand. Irgendwie perfekt. Ich stand und beobachtete ihn eine Weile.
15, C30, 01:XX:XX

Ich habe begonnen, mich an meine Träume zu erinnern. Sie sind fremdartig - ich kann schwören, daß es nicht meine Träume sind. Sonst erinnere ich mich an meine Träume in allen Einzelheiten, aber jetzt sind es Blitze, Schnappschüsse - z.B. ich bin Zeugin eines Mordes; Menschen werden zerquetscht; träufele siedendes Fett über mich; ein Gehenkter fällt einen endlosen Aufzugsschacht hinunter; füge mir Verletzungen zu, während ich schwanger bin.
15, C30, 20:XX:XX

Traumloser Schlaf - wenn doch Träume auftreten, sind sie von veränderter Art - ich habe das Gefühl, als seien sie gestohlen oder als seien es die Träume von jemand anders.
15, C30, 72:XX:XX

Traum: Ich blickte bei Tageslicht aus dem Fenster und sah, wie eine Überlebensausrüstung für den Dschungel an einem Seil heruntergelassen wurde. Sie schaukelte an meinem Blickfeld vorüber. Das amüsierte mich sehr, allerdings war ich nicht neugierig zu erfahren, warum sie da war.
21, C9, 08:XX:XX

Traum: Als ich aus dem Bahnhof komme, ist dort ein riesiger schwarzer Vogel von der Größe eines Hundes mit schwarzen, langen, weichen Federn, wie Straußenfedern, und einem sehr großen Schnabel. Zwei Zigeuner waren da, sie standen vor mir, öffneten ihre Hände, und ich sah, daß sie einen flachen Fisch aus goldenem Metall hielten, den ich als Figur zur Wahrsagerei ansah.
01, C6, 02:XX:XX

Traum: Kurz vor dem Aufwachen träumte ich vom Wembley Stadion mit rufenden Menschenmengen.
05, C30, 02:XX:XX

Traum: Ich war auf einem indischen Markt mit farbenfrohen Ständen, wo Rauchen verboten war.
05, C30, 03:XX:XX

Nach tiefem Aufstoßen schlief ich ein und träumte von einem Mann, der sagte, er habe ein abdominales Geschwür. Indigniert dachte ich: „Können Sie nicht präziser sein?"
15, C30, 04:XX:XX

Träume: von Gewehren und Kanonen in einer Ausstellungshalle. Dann auf einer Tour durch Wales mit einem Homöopathiekurs.
07, C100, 02:XX:XX

Ich träumte, ich erwachte von meckerndem Lachen, wie Eselsgeschrei.
41, C6, 02:XX:XX

Träume: von einer Blödelkomödie, viel Wortspiele und Farce.
15, C30, 06:XX:XX

Traum: von Computern und meiner Unfähigkeit im Umgang damit.
05, C30, 01:XX:XX

Träume: verwirrt.
05, C30, XX:XX:XX

Träume: bruchstückhaft, verwirrt und schwer zu behalten.
35, C30, XX:XX:XX

Träume: an die ich mich nicht erinnern kann.
07, C100, XX:XX:XX

Beim Erwachen aus den Träumen fiel mir auf, wie schnell sie mir völlig entglitten, sie entwischten mir, als würden sie plötzlich unsichtbar.
15, C30, 01:17:XX

Mein Traum schien alles zusammenzufügen, aber wenn ich versuche, mich klar daran zu erinnern, bekomme ich es nicht ganz zu fassen.
41, C6, 02:XX:XX

Setzte mich auf, um den Traum aufzuschreiben, aber vergaß es sofort. Der Traum entglitt mir, und ich kann mich immer noch nicht daran erinnern. Normalerweise kann ich mich an Träume in allen Einzelheiten erinnern.
15, C30, 01:14:45

Kann mich an Träume klarer erinnern, schlüssiger, länger andauernd und zusammenhängender. Normalerweise waren sie bruchstückhaft und bedeutungslos.
21, C9, 01:XX:XX

Frost und Fieber

Fieber und Frostschauer.
45, C30, 30:XX:XX

Schütteln und Zähneklappern im Bett. Ruhelose Nacht.
45, C30, 30:XX:XX

Zittern vor Kälte.
15, C30, XX:XX:XX

Leicht fröstelnd. Fieber und Frostschauer den ganzen Abend.
45, C30, 30:XX:XX

Frostschauer und Fieber die ganze Nacht.
45, C30, 31:XX:XX

Gesicht heiß, Körper kühl.
45, C30, 30:XX:XX

Frost, später gefolgt von Hitze und Schwitzen.
45, C30, 28:XX:XX

Abwechselnd fröstelnd, fiebrig und schwitzend.
45, C30, 30:XX:XX

Ruhelos und heiß, schwitzte die ganze Nacht, stand auf und ging in kaltem Teil des Hauses schlafen.
45, C30, 42:XX:XX

Erkältungsneigung.
05, C30, XX:XX:XX

Erwachte mit Grippegefühl.
13, C12, 05:XX:XX

Müde, am Abend, als sei eine Erkältung oder Grippe im Anflug.
27, C100, XX:XX:XX

Erkältungsähnliche Symptome treten plötzlich auf.
35, C30, 01:15:XX

Unkoordiniert, fühle mich schwer und langsam - fast wie Grippe. Fühle mich fiebrig, aber kein Fieber. Etwas heiß und schweißig.
35, C30, 00:01:30

Schweiß

Schweiß vermehrt.
29, C200, 02:XX:XX

Erwachte in der Nacht, fühlte mich heiß und schweißig.
11, C6, 04:XX:XX

Erwachte in der Nacht schwitzend.
11, C6, 06:XX:XX

Leicht süßlicher Schweißgeruch nachts.
11, C6, XX:XX:XX

Erwachte schweißgebadet und fühlte mich „feurig" [glühend heiß].
13, C12, 03:XX:XX

Ruhelos und heiß, schwitzte die ganze Nacht, stand auf und ging in einem kalten Teil des Hauses schlafen.
45, C30, 42:X:XX

Fühlte mich besser nach Schweißausbruch.
45, C30, 29:XX:XX

Haut

Trockene Haut.
27, C100, 06:XX:XX

Meine Haut fühlt sich trocken an, und meine Hände fühlen sich rauher und ledriger an.
01, C6, 03:XX:XX

Trockene Haut.
15, C30, XX:XX:XX

Kleine trockene Pickel.
27, C100, 06:XX:XX

Haut juckt und Lippen sehr trocken. Juckreiz an Schulterblättern, Schienbeinen, Unterarmen, oberen Beckenbögen und Stirn. An manchen Stellen kratzte ich solange, bis ich blutete.
15, C30, 12:XX:XX

Meine Haut fühlt sich taub an, weniger berührungsempfindlich.
29, C200, 00:XX:XX

Haut fühlt sich krabbelnd und „empfindlich" an bei Berührung von Kleidung auf Schultern, Rücken, vor allem Brust. Haut an den Handgelenken empfindlich gegen Jackenmanschetten beim Autofahren.
45, C30, 27:XX:XX

Allgemeinsymptome

Fütterung mit Schokoladenabfällen führte bei Kälbern zu tödlichen Vergiftungen. Die Tiere zeigten Erregung, starrten in alle Richtungen, liefen mit übertriebener Gangart und hatten Krämpfe. Ein Kalb starb, möglicherweise an Herzversagen. Mein 22 Monate alter männlicher Tibetanischer Terrier fraß eine große Tafel Schokolade. Er wurde extrem hyperaktiv, hechelte, wurde ruhelos, konnte nicht ruhig an einem Ort bleiben, rannte die Treppe auf und ab. Er kam und leckte mich, lief fort, kam zurück, lief nach draußen, kam herein - und zwei Stunden nachdem er die Schokolade gefressen hatte, gab er einen langgezogenen Klagelaut von sich und starb draußen in der Sonne. Herzinfarkt. Blutdruck 140/100 - gewöhnlich 120/80.
15, C30, 04:XX:XX

Von 18.00 Uhr an Verschlimmerung (abdominale Blähungen, Flatulenz, Epistaxis, Schwerer Kopf, Ausschläge).
05, C30, XX:XX:XX

Verschlimmerung abends 18.00 - 21.00 Uhr.
27, C100, XX:XX:XX

Um 21.00 Uhr Gefühl, es sei nicht die richtige Zeit. Obwohl ich müde bin, meine ich, der Tag sollte gerade anfangen - als sei 21.00 Uhr der Tagesbeginn, sonst für mich das Ende des Tages.
01, C6, 04:XX:XX

Wenn das Morgenlicht kommt, habe ich das Gefühl, es sei meine Ruhezeit und der Tag sei für mich beendet (gewöhnlich wach am Tag).
01, C6, 03:XX:XX

Abwechselnd Zustände von viel Energie und Produktivität, wenn warm, doch wenn kalt, völlige Trägheit und Müdigkeit - muß ins Bett gehen.
15, C30, XX:XX:XX

Abwechselnd Tage voller Energie und Erschöpfung.
15, C30, 20:XX:XX

Fühlte mich abwechselnd müde und klar.
01A, C30, 00:XX:XX

Fühle mich allgemein besser draußen.
01A, C30, XX:XX:XX

Im Freien ist mir kalt, habe aber Verlangen, draußen in der Sonne, Wärme und dem hellen Licht zu sein, kurz hinauszustürmen und mich zu bewegen.
01, C6, 03:XX:XX

Ich fühle mich allgemein besser durch Bewegung mit intensivem Verlangen, im Freien zu laufen.
01, C6, 02:XX:XX

Mir war heute sehr kühl.
01, C6, 00:16:00

Fühle mich allgemein viel kälter - vor allem an Händen und Füßen.
01, C6, 03:XX:XX

Allgemein fühle ich mich kälter am Rücken und wärmer an der Vorderseite des Körpers.
01, C6, 04:XX:XX

Sehr kühl.
01, C6, 09:XX:XX

Mir ist sehr kalt. Obgleich es ein warmer Tag war, saß ich im Arbeitszimmer am Feuer und konnte seine Wärme nicht spüren.
15, C30, 04:XX:XX

Ich bin immer noch eisig kalt. Ich bade jetzt bis zu dreimal täglich, um mich warm zu halten. An einem Tag war mir so kalt, daß ich, noch während das Wasser einlief, mit nacktem Unterleib und Pullover in die Wanne stieg, um mich vor der Kälte zu schützen. Mir war nie zuvor so kalt.
15, C30, 36:XX:XX

Kühl. Verlangen nach Hitze am Abend. Bibbern.
27, C100, 04:XX:XX

Fühlt sich besser durch Hitze vom Kamin.
45, C30, 29:XX:XX

Warm, aber spüre die Kälte - die Kälte dringt durch meine Kleider.
29, C200, 02:XX:XX

Fühlt sich allgemein schlechter durch Hitze, dabei ist ihm kühl.
45, C30, 41:XX:XX

Zittern vor Kälte.
15, C30, XX:XX:XX

Kalt, feucht verschlimmert.
01, C6, 09:XX:XX

Trockenes, warmes Wetter bessert.
01A, C30, 01:XX:XX

Fühle mich allgemein heiß und trocken.
01A, C30, 02:XX:XX

Spüre Wärme durch den ganzen Körper, mit einer leichten Empfindung von Feuchtigkeit.
29, C200, 00:XX:XX

Fühlt sich in den vergangenen paar Tagen wärmer (normalerweise fröstelt ihn eher).
45, C30, 14:XX:XX

Beim Squash-Spielen wurde ich heißer und röter als sonst.
11, C6, 07:XX:XX

Warme Wallung nach dem Essen am Abend.
05, C30, 01:XX:XX

Erwacht in der Nacht, weil ihr heiß ist.
11, C6, 10:XX:XX

Erwachte heiß, schwitzend und sehr durstig.
15, C30, 01:16:XX

Erkältungsneigung.
05, C30, XX:XX:XX

Erwachte mit grippalem Gefühl.
13, C12, 05:XX:XX

Am Abend, müde, als sei eine Erkältung oder Grippe im Anflug.
27, C100, XX:XX:XX

Erkältungsähnliche Symptome treten plötzlich auf.
35, C30, 01:15:XX

Unkoordiniert, fühle mich schwer und langsam - beinahe wie Grippe. Fühle mich fiebrig, doch kein Fieber. Leicht heiß und schweißig.
35, C30, 00:01:30

In der Nacht nach dem Teetrinken war mir schwindlig, etwas übel, und ich mußte gähnen. Fühlte mich plötzlich krank und elend mit Spannung in Nacken und oberer Hälfte der Augäpfel. Augenlider sind schwer. Das Zimmer sieht aus, als sei es voll von aufgeregten Tupfen, auch beim Schließen der Augen. Die Beine fühlen sich schwer an, wie schweres Gummi. Es scheint, als seien sie weit entfernt, ich kann sie bewegen, aber es vergeht eine Zeitspanne zwischen Gedanke und Handlung. Empfindlich gegen Licht, Husten, Würgen. Ehemann sagt, ich sehe müde, verstimmt und aufgedunsen um das Gesicht aus.
15, C30, 03:13:30

Verlangen nach warmen Getränken, dabei schlimmer durch warme Getränke.
45, C30, 41:XX:XX

Ich fühle mich, als hätte ich zuviel Schokolade gegessen - Kopfschmerz durch Blutandrang und Müdigkeit.
01A, C30, 02:XX:XX

Innerhalb weniger Minuten nach der ersten Dosis ein überwältigendes Verlangen, mich unter der Bettdecke zusammenzurollen und warm zu halten. Das tat ich auch.
01, C6, 00:00:05

Aufrechte Haltung fühlt sich unbequem an. Ein Druck auf meinen Schultern, und ich möchte mich zusammenkauern.
01, C6, 04:XX:XX

Abends kalt und müde, mit starkem Verlangen nach Winterschlaf. Ich möchte mich nur zusammenkauern oder nach hinten strecken. Es ist anstrengend, sich aufrechtzuhalten. Ich möchte irgendwo sein, wo es warm und trocken ist. Es muß trocken sein, weil ich mich bei Feuchtigkeit und Kälte sehr unbehaglich fühle. Ich merkte, daß ich als kleiner Ball zusammengerollt hinten im Lastwagen lag.
01, C6, 02:XX:XX

Starkes Verlangen, mich vorwärts zusammenzukauern und mich gleichzeitig nach hinten und oben zu strecken. Ich gehe zur Zeit sehr gern ins Bett, möchte warm und wie ein kleiner Ball zusammengerollt zu sein.
01, C6, 03:05:00

Empfindung von Dehnung und Langstrecken des Körpers mit dem Verlangen mich zu strecken, gefolgt von dem Verlangen mich zusammenzukauern.
01A, C30, 00:00:02

Beim Laufen fühlte ich mich sehr aufrecht.
01A, C30, 00:05:XX

Morgens beim Erwachen große Schwierigkeiten, aus dem Bett zu kommen, wo es warm und behaglich war. Gewöhnlich komme ich leicht heraus.
01, C6, 03:XX:XX

Hatte das Bedürfnis, zugedeckt zu sein.
01, C6, 02:12:XX

Brennende Schmerzen.
15, C30, 01:XX:XX

Pickel (Fleck) auf dem Unterarm wandert von rechts nach links.
05, C30, 02:XX:XX

Alle Symptome scheinen etwas früher rechts aufzutreten, danach links, bzw. gehen dann auch zur linken Seite über, z.B.: Hitze und Zerschlagenheitsgefühl im Auge, verspannter Kiefer, Verspannung im Oberschenkel; scharfer Schmerz im Hypochondrium.
01, C6, XX:XX:XX

Symptome schlimmer auf der linken Seite.
11, C6, 00:11:40

Fühle mich wohler, wenn ich auf dem Boden sitze.
01, C6, 03:05:45

Symptome treten plötzlich auf.
35, C30, XX:XX:XX

Mir ist ein leichtes Kribbeln im ganzen Körper bewußt - 'als würden sich die Zellen in meinem Körper verschieben.'
41, C6, 00:02:00

Allgemeine Schwäche - alles erscheint anstrengend.
41, C6, 03:XX:XX

Fühlt sich schwach.
45, C30, 45:XX:XX

Schwächeepisoden überkommen ihn.
45, C30, 46:XX:XX

Als sie das Frühstück zubereitete, fing sie an sich schwach zu fühlen, sehr sehr schwach.
13, C12, 01:00:00

Fühle mich sehr müde.
41, C6, 00:00:25

Außerordentlich müde. Ich saß ewig lang und starrte das erlöschende Feuer an, bevor ich es schaffte, meine Willenskraft zusammenzunehmen und mehr Kohlen nachzuschütten. Der Gedanke daran, mehr Kohlen hereinzuholen, erschöpft mich.
15, C30, 04:XX:XX

Den ganzen Tag ausgelaugt.
15, C30, 11:XX:XX

Müde und setze mich, wann immer es möglich ist.
11, C6, XX:04:50

Sehr müde - irgendwie ausgelaugt, schwere Augen, irgendwie verdünnt.
15, C30, 08:XX:XX

Fühle mich dösig, schlapp, benebelt und blöd. Mangel an Appetit und Durst.
45, C30, 30:XX:XX

Fühlt sich elend, müde und alles tut weh. Fühlt sich wie ein alter Mann.
45, C30, 29:XX:XX

Unkoordiniert, fühle mich schwer und langsam - beinahe wie Grippe.
35, C30, 00:01:30

Kopf und Körper tun weh. Müde, in Zeitlupe. „In einer anderen Welt“.
45, C30, 33:XX:XX

Läuft langsam und leicht. Bewegungen langsam.
45, C30, 18:XX:XX

Hat das Gefühl, er läuft langsam und leicht.
45, C30, 18:XX:XX

Ich fühle mich allgemein mehr in meinem Körper, meine Bewegungen sind ruhiger, meine Hand ist ruhiger und Schreiben fällt mir leichter.
29, C200, 01:XX:XX

Fühle mich körperlich sehr kraftvoll - nicht Muskelkraft, sondern Energiekraft.
01A, C30, 00:XX:XX

Gesteigerte Energie und weniger müde im Tagesverlauf.
15, C30, 02:XX:XX

Seit der Prüfung ist meine Verdauung kräftiger und mein Geist klarer.
29, C200, XX:XX:XX

Repertorium

Vorwort

Es ist nicht immer leicht, neue Arzneimittelprüfungen in das Repertorium einzufügen. Aber es kann einfach sein.

Wir alle halten eine benutzerfreundlichere Anordnung der Daten in unserem Wörterbuch der Symptome für notwendig, vor allem bei der gegenwärtigen Technik, die es uns ermöglicht, große Mengen an Informationen zu sammeln und leichter zugänglich zu machen. Jedem Repertorium liegt eine besondere Strategie zugrunde, nach der die Symptome angeordnet sind. Wenn man diese Strategie nicht versteht, wird es sehr schwierig, bei unserer Interpretation der Symptome die richtige Wahl zu treffen.

Schokolade ist nach der Tradition unseres großen Repertorisators James Tyler Kent in das Repertorium eingefügt worden. Diese Grundlagenstrategie wurde übernommen, um der eher umgangssprachlichen Wortwahl gerecht zu werden, was - dem gegenwärtigen Trend bei computerisierten Repertoriumssystemen entspricht.

Die zugrundeliegende Überlegung war die Frage, wo ein Homöopath diese Symptome suchen würde, wenn ein Patient damit käme. Dieselbe Strategie wurde bei Androctonus und Hydrogenium verwendet.

Die Wertungen wurden folgendermaßen gegeben:

Grad 1 = 1 - 4 Prüfer
Grad 2 = 4 - 7 Prüfer
Grad 3 = mehr als 7 Prüfer

Die Repertorien sind wie folgt abgekürzt: Synthetisches Repertorium (SR); Kent (K); Künzli (K K); Complete Repertory (CR); Neue Rubrik (NR)
Die Einrichtung von neuen Rubriken ist sorgfältig abgewogen worden, um ein Gleichgewicht zwischen des Symptomen der Prüfer, unserem Verständnis des Repertoriums und der Logik des Arzneimittels zu gewährleisten.

Dee MacLachlan, Oktober 1993

Mind Gemüt

Absent minded 1 SR Zerstreut
Abstraction of mind 1 SR Geistesabwesend
Activity 2 SR Aktivität
~, creative 1 SR ~, schöpferische
~, mental 2 SR ~, geistige
Affectionate 1 SR Herzlich, liebevoll
~, evening 1 NR ~, abends
Alert 1 SR Wachsam
Anger, evening 1 SR Zorn, abends
Animal consciousness 2 NR Tierbewußtsein
Answers, slowly 1 SR Antwortet, langsam
Anxiety, anticipation from 1 SR Angst, Erwartungsspannung, durch
~, ~, morning 1 SR ~, ~, morgens
~, future, about 1 SR ~, Zukunft, um die
~, health, about his 1 SR ~, Gesundheit, um seine
~, money matters, about 1 CR ~, Geldangelegenheiten, um
Aversion, husband, to her 2 SR Abneigung, Ehemann, gegen ihren
~, children, to her own 2 SR ~, Kinder, gegen ihre eigenen
Bite, desire to 1 SR Beißen, Verlangen zu
Busy 1 SR Geschäftig
Cheerful, morning 1 SR Froh, morgens
Climb, desire to, walls 1 CR Klettern, Verlangen, die Wände hoch zu

Colours, aversion to, blue, maroon and green 1 NR Farben, Abneigung gegen blau, kastanienbraun und grün
~, yellow and brown, desire to wear 1 NR ~, gelb und braun, Verlangen zu tragen
Communicative, expansive 1 SR Mitteilsam
Company, aversion to 2 SR Gesellschaft, Abneigung gegen
~, ~, alone, am. when 1 SR ~, ~, allein, besser wenn
~, desire for 1 SR ~, Verlangen nach
Concentration, active 1 SR Konzentration, aktive
~, ~, alternating with stillness 1 NR ~, ~, abwechselnd mit Stille
~, difficult 2 SR ~, schwierige
~, ~, driving, while 1 NR ~, ~, Autofahren, beim
~, ~, on attempting to has a vacant feeling 1 SR ~, ~, beim Versuch zur K. hat ein Leeregefühl
~, ~, studying, reading etc., while 1 SR ~, ~, Lernen, Lesen etc., beim
Confidence, want of self 1 SR Selbstvertrauen, Mangel an
Confident 1 NR Selbstvertrauen
Confusion, arouse himself, compelled to 1 SR Verwirrung, aufrütteln, muß sich
~, intoxicated, as if 1 SR ~, berauscht/ vergiftet, wie
~, mistakes, makes 1 NR ~, Fehler, macht
Content 1 SR Zufrieden
Conversation, aversion to 1 SR Unterhaltung, Abneigung gegen
Country, desire for 1 SR Landleben, Verlangen nach dem
Crawling 1 SR Kriecht [auf dem Boden]
Cruelty 1 SR Grausamkeit
Darkness, desires, excited, feels 1 NR Dunkelheit, verlangt nach, gerät in Erregung
Delusion, alone, world, she is a. in the 1 SR Wahnidee, allein, Welt, sie ist a. auf der
~, animals, of 1 SR ~, Tieren, von
~, animal, that she is 1 NR ~, Tier, sie ist ein
~, back, opening sensation, as if wings were forming 1 NR ~, Rücken, Öffnungsgefühl, als bildeten sich Flügel
~, body divided, is 1 SR ~, Körper ist geteilt
~, dead, he himself was 1 SR ~, tot, er selbst war
~, diminished, small, he is 1 SR ~, verkleinert, klein, er ist
~, divided, into four parts 1 NR ~, geteilt, in vier Teile
~, double, mouth is 1 NR ~, doppelt, Mund ist
~, dreams have been stolen or belong to another 1 NR ~, Träume wurden gestohlen oder gehören jmd. anders
~, face, unfamiliar, seems 1 NR ~, Gesicht, nicht vertraut, erscheint
~, hands, larger, are becoming 1 NR ~, Hände werden größer
~, head, back of, elongated is 1 NR ~, Kopf, Hinterkopf ist verlängert
~, hedgehog, she is 1 NR ~, Igel, sie ist ein
~, hedgehogs, sees 1 NR ~, ~, sieht
~, insects, sees 1 SR ~, Insekten, sieht
~, nose, elongated, is 1 NR ~, Nase, verlängert, ist
~, ~, smaller, is 1 NR ~, ~, kleiner, ist
~, separated from the world, he is 1 SR ~, abgetrennt von der Welt, er ist
~, strange, familiar things seem 1 SR ~, sonderbar, gewohnte Dinge erscheinen
~, suckling, animals or hairy babies 1 NR ~, Säugen, Tiere oder haarige Säuglinge
~, tomato was a grasshopper 1 NR ~, Tomate ist ein Grashüpfer
~, vision, simultaneous, from above and below 1 NR ~, Sicht, gleichzeitig von oben und unten
~, watched, she is being 1 SR ~, beobachtet, sie wird
Despair 1 SR Verzweiflung
Detached 1 CR Losgelöst
Distances, desire to see, great 1 NR Entfernungen, große, Verlangen zu sehen
Ennui 1 SR Langeweile

Escape, attempts to 1 SR Entfliehen, versucht zu
~, family, children, from her 1 SR ~, Familie, Kindern, von ihrer
Estranged, from family 1 SR Entfremdet, ihrer Familie
~, society, from 1 SR ~, der Gesellschaft
Euphoria 1 SR Euphorie
Excitement 2 SR Erregung
~, morning 1 SR ~, morgens
~, confusion, as from 1 SR ~, Verwirrung, wie durch
~, hope, as in joyous 1 SR ~, Erwartung, wie in freudiger
~, nervous 1 SR ~, nervöse
~, walking, on, in open air 1 SR ~, Gehen, Freien, beim G. im
Fear, accidents, of 1 SR Furcht, Unfällen, vor
~, bitten, of being 1 SR ~, gebissen zu werden
~, confusion, that people will observe her 1 SR ~, Verwirrung könnte bemerkt werden, ihre
~, danger, of impending 1 SR ~, Gefahr, vor drohender
~, dogs, of 1 SR ~, Hunden, vor
~, fall upon him, high walls and buildings 1 SR ~, fallen auf ihn, hohe Mauern und Gebäude
~, happen, something will 1 SR ~, ereignen, es könnte sich etwas
~, injured of being 1 SR ~,verletzt zu werden
~, men 1 SR ~, Männern
~, observed, of her condition being 1 SR ~, bemerken, man könnte ihren Zustand
Fly, desire to 1 NR Fliegen, Verlangen zu
Forage, for food, desires 1 NR Futter, als Nahrung, verlangt nach
Forgetful 1 SR Vergeßlich
Forsaken, feeling 1 SR Verlassenheit, Gefühl der
~, sensation of isolation 1 SR ~, Vereinsamung, Gefühl der
Gestures, hair, stroke, desire to 1 NR Gesten, Haar, streicheln, Verlangen zu
Grief 1 SR Kummer
Hair, excitement, from seeing hairline, short and bristly 1 NR Haar, Erregung, durch Anblick des Haaransatzes, kurz und borstig
~, short and bristly, desires to have 2 NR ~, kurzem und borstigem, verlangt nach
Hide, desire to 1 SR Verstecken, Verlangen sich zu
~, food, desire to 2 NR ~, Nahrung, Verlangen N. zu
Hurry, awkward from 1 SR Hast, ungeschickt aus
Ideas abundant, clearness of mind 1 SR Ideenfülle, Geistesklarheit
Impatient 1 SR Ungeduldig
Impulsive 1 SR Impulsiv
Inactivity 1 SR Inaktivität
Indifference, children to her 1 SR Gleichgültigkeit, Kinder, gegen ihre
~, ennui with 1 SR ~, Langeweile, mit
~, everything to 1 SR ~, alles, gegen
~, external impressions, to 1 SR ~, äußere Eindrücke, gegen
Indolence 2 SR Faulheit
~, morning 1 SR ~, morgens
~, physical 1 SR ~, körperliche
Industrious 1 SR Fleißig
Inhibition, lack of social 2 NR Hemmung, Mangel an sozialer
Inquisitive 1 SR Neugierig
Intolerance 1 SR Intoleranz
Introspection 1 SR Selbstbetrachtung
Irritability 3 SR Reizbarkeit
~, alone, wishes to be 1 SR ~, allein, wünscht zu sein
~, aroused, when 1 SR ~, weckt, wenn man ihn
~, children, towards his own 3 NR ~, Kindern, gegenüber seinen eigenen
~, disturbed, when 1 SR ~, stört, wenn man ihn
~, menses, before 2 SR ~, Menses, vor
~, trifles, from 1 SR ~, Kleinigkeiten, durch
Jesting, malicious 1 SR Spaßen, boshaftes
~, puns, makes 1 SR ~, Wortspiele, macht
Laughing, desire to 1 SR Lachen, Verlangen zu
~, easily 1 SR ~, leicht zum, kommt

~, involuntarily 1 SR ~, unfreiwilliges
Light, desires, sunlight, to be in 1 NR Licht, verlangt, im Sonnenlicht zu sein
Loquacity, changing quickly from one subject to another 1 SR Geschwätzigkeit, springt schnell von einem Thema zum anderen
Malicious 1 SR Boshaft
Meditation 1 SR Nachdenklich
Memory, weakness of, done, for what has just 1 SR Gedächtnisschwäche, getan hat, was er gerade
~, ~, do, for what was about to 1 SR ~,~, was er gerade tun wollte
~, ~, names, for proper 1 SR ~, Eigennamen, für
Mistakes 1 SR Fehler
~, speaking, misplacing words 1 SR ~, Sprechen, stellt Worte falsch
~, time, in 1 SR ~, Zeit, in der
~, writing, in 1 SR ~, Schreiben, beim
~, ~, repeating words 1 SR ~, ~, wiederholt Worte
~, ~, transposing letters 1 SR ~, ~, stellt Buchstaben um
~, ~, wrong words 1 SR ~, ~, falsche Worte
~, ~, omitting letters 1 SR ~, ~, läßt Buchstaben aus
Mocking 1 SR Spotten
~, sarcasm 1 SR ~, Sarkasmus
Mood, changeable 1 SR Stimmung, veränderliche
Moral feeling, want of 1 SR Moralischem Empfinden, Mangel an
Mouth, desires to use, in place of hands 1 NR Mund, Verlangen M. zu benutzen, anstelle der Hände
Optimistic 1 SR Optimistisch
Paranoia 1 CR Paranoia
Patient 1 SR Geduldig
Political 1 NR Politisch
Positiveness 2 SR Bestimmtheit, Rechthaberei
Prostration of mind 1 SR Erschöpfung, geistige
Quarrelsome 1 SR Streitsüchtig
Quick to act 1 SR Schnell im Handeln
Quiet disposition 1 SR Stilles Wesen
~, evening 1 NR ~, abends
Quiet, wants to be 1 SR Ruhe haben, will seine
Rage, malicious 1 SR Raserei, boshafte
Recognize, face, his own, does not 1 NR Erkennt, Gesicht, sein eigenes, nicht
Relaxed 3 CR Entspannt
Restlessness, bed in 1 SR Ruhelosigkeit, im Bett
~, busy 1 SR ~, geschäftige
~, internal 1 SR ~, innere
Sadness 1 SR Traurigkeit
Selfishness 2 SR Selbstsucht/Egoismus
Senses, acute 1 SR Sinne, geschärft
Sensitive 1 SR Empfindlich
~, colours, to 1 SR ~, Farben, gegen
~, external impressions, to all 1 SR ~, äußeren Eindrücke, gegen alle
~, music, to 1 SR ~, Musik, gegen
~, ~, happy, to 1 NR ~, ~, fröhliche
~, ~, birdsong 1 NR ~, ~, Vogelgezwitscher
Singing, hilarious 1 SR Singen, fröhliches
Sits, still 1 SR Sitzt, still
Slowness 1 SR Langsamkeit
~, motion, in 1 SR ~, Bewegungen, der
Speech, confused 1 SR Sprechen, verwirrtes
~, hesitating 1 SR ~, zögerndes
Staring, thoughtless 1 SR Starren, gedankenloses
Striking, desire to strike 1 SR Schlagen, möchte
Thoughts, circles, move in 1 SR Gedanken, Kreise, bewegen sich im
~, disconnected, read, cannot 1 SR ~, unzusammenhängende, Lesen, kann nicht
~, persistent, hedgedhogs, of 1 NR ~, hartnäckige, Igeln, von
~, rapid 1 SR ~, schnelle
~, wandering, studying, while 1 SR ~, wandernde, Lernen, beim
Threatening 1 SR Droht
Time, passes too quickly 1 SR Zeit, vergeht zu schnell
Trance 1 SR Trance
Tranquility 2 SR Seelenruhe
~, incomprehensible 1 SR ~, unverständliche

Travel, desire to 1 SR Reisen, Verlangen zu
Truth, tells the plain 1 SR Wahrheit, sagt rücksichtslos die
Unfeeling 1 SR Gefühllos
Vulnerable 1 CR Verletzlich
Wander, desires to 1 SR Wandern, umherstreifen, will
Weeping, menses, before 1 SR Weinen, Menses, vor der
Wildness 2 SR Wildheit

Head Kopf

Air or wind, passing through head, sensation of 1 K Luft oder Wind, zieht durch den Kopf, Gefühl als ob
Coldness 1 K Kälte
~, spot, as of a cold 1 K ~, Stelle, wie von einer kalten
Congestion 1 K Blutandrang
Constriction, armour, as if in 1 K Zusammenschnürung, Rüstung, wie in
~, band or hoop 1 K ~, Band oder Reifen
Dandruff, white 1 K Schuppen, weiße
Elongated, sensation 1 K Verlängerungsgefühl
~, ~, forehead protrudes, like a shelf 1 NR ~, Stirn springt vor wie ein Regal
Empty 1 K Leer
Enlarged, sensation 1 K Vergrößerungsgefühl
Falling, backwards of head 1 K Fallen, Kopf fällt nach hinten
Fullness, forehead 1 K Völlegefühl, Stirn
Hair, cut, short and bristly, desires 1 NR Haar, kurz und borstig geschnitten, Verlangen
~, dryness 1 K ~, Trockenheit
Heat 1 K Hitze
~, forehead 1 K ~, Stirn
Heaviness, 6 pm 1 NR Schwere, 18.00 Uhr
~, forehead 1 K ~, Stirn
Intoxication, as from 1 K Vergiftung, wie infolge einer
Itching 1 K Juckreiz
~, forehead 1 K ~, Stirn
Loose, sensation, as if string connected uvula to sinuses 1 NR Locker, Gefühl, als sei das Zäpfchen durch eine Schnur mit den Nebenhöhlen verbunden
Pain, coughing, on 1 K Schmerzen, Husten, beim
~, eating, after 1 K ~, Essen, nach
~, ~, during, > 1 K ~, ~, während, >
~, extending to ears 1 K ~, erstrecken sich zu den Ohren
~, motion, from 1 K ~, Bewegung, durch
~, pressure, > 1 K ~, Druck, >
~, forehead, waking, on 1 K ~, Stirn, Erwachen, beim
~, ~, extending to occiput, stripe, in a 1 NR ~, ~, erstrecken sich zum Hinterkopf, in einem Streifen
~, ~, nausea, with 1 NR ~, ~, Übelkeit, mit
~, occiput 2 K ~, Hinterkopf
~, ~, extending to forehead 1 K ~, ~, erstrecken sich zur Stirn
~, ~, and forehead 1 K ~, ~, und Stirn
~, temples 1 K ~, Schläfen
~, bursting, waking, on 1 K ~, berstende, Erwachen, beim
~, dull, occiput, extending to vertex 1 K ~, dumpfe, Hinterkopf, erstrecken sich zum Scheitel
~, pressing, forehead 1 K ~, drückende, Stirn
~, ~, forehead, extending to temples 1 K ~, ~, Stirn, erstrecken sich zu den Schläfen
~, ~, ~, eyes, over 1 K ~, ~, ~, Augen, über den
~, ~, sides 1 K ~, ~, Seiten
~, shattering, glass, like 1 NR ~, zerspringendes Glas, wie
~, shooting, vertex 1 K ~, schießende, Scheitel
~, sore, forehead, eyes, above 1 K ~, Wundschmerz, Stirn, Augen, oberhalb der
~, ~, occiput 1 K ~, ~, Hinterkopf
Pointed, sensation, midline 1 NR Spitz zusammenlaufend, Gefühl, Mittellinie
Pulsating, stooping, on 1 K Pulsieren, Bücken, beim
~, occiput 1 K ~, Hinterkopf
Tingling 1 K Prickeln/Kribbeln
Waving, sensation 1 K Schaukelgefühl

Eyes Augen

Agglutinated, waking, on 1 K Verklebt, Erwachen, beim
Artificial light, < 1 NR Künstliches Licht, <
Close, desire to 1 K Schließen, Verlangen zu
Distorted 1 K Verzerrt/entstellt
Dryness 1 K Trockenheit
Heat, right 1 NR Hitze, rechts
Heaviness 1 K Schwere
~, lids 1 K ~, Lider
Inflammation, evening 1 K Entzündung, abends
Lachrymation, cough, with 1 K Tränenfluß, Husten, bei
Open, sensation, as if wide 1 K Offen, Empfindung, wie weit
Pain, right 1 K Schmerzen, rechts
~, pressure, < 1 K ~, Druck, <
~, ~, > 1 K ~, ~, >
~, burning 1 K ~, brennende
~, bursting 1 K ~, berstende
~, sore, right 1 K ~, Wundschmerz, rechts
Swollen, sensation of swelling 1 K Geschwollen, Empfindung von Schwellung
Tension 1 K Spannung
Tiredness, sensation of 1 K Müdigkeitsgefühl

Vision Sehen

Acute 1 K Geschärft
~, daytime 1 K ~, tagsüber
Colours, black, spots floating, while reading 1 K Farben, schwarze, Flecken, schwebende, beim Lesen
~, white, objects moving 1 K ~, weiße, sich bewegende Objekte
Dim, evening 1 K Getrübt, abends
Hypermetropia, headache, during 1 NR Übersichtigkeit, Kopfschmerzen, bei
Large field of vision 1 K Großes Gesichtsfeld
Sparks 1 K Funken
Threads, before eyes 1 KK Fäden, vor den Augen

Ear Ohr

Discolouration, redness 1 K Verfärbung, Röte
~, ~, one sided 1 K ~, ~, einseitig
Fullness, sensation of 1 K Völlegefühl
Heat 1 K Hitze
Itching, morning 1 K Juckreiz, morgens
Noises, buzzing 1 K Geräusche, Summen/ Brummen
~, ~, eating, while 1 NR ~, ~, Essen, beim
Pain, in front of ear, right, extending to forehead 1 NR Schmerzen, vor dem Ohr, rechts, breiten sich zur Stirn aus
~, aching, right 1 K ~, weh tun, rechts
~, ~, left 1 K ~, ~, links
Pulsation, in front of ear, lying, left side 1 NR Pulsieren, vor dem Ohr, im Liegen, linken Seite, auf der
Stopped 1 K Verstopft
Tingling, left, music, < 1 NR Prickeln, links, Musik, <

Hearing Hören

Acute 1 K Geschärft/ empfindlich
~, deep resonant tones, to 1 NR ~, Töne mit tiefer Resonanz, für

Nose Nase

Catarrh, post nasal 1 K Katarrh, retronasaler
Coldness, tip of 1 K Kälte, Nasenspitze
Coryza, discharge with, air, in open, > 1 K Schnupfen, Absonderung, mit, im Freien, > Discharge, clear 1 K Absonderung, klare
~, copious 1 K ~, reichliche
~, thick 1 K ~, dicke
~, watery, air, in open 1 K ~, wässrige, im Freien
~, white 1 K ~, weiße
~, yellow, waking, on 1 NR ~, gelbe, Erwachen, beim
~, yellowishgreen 1 K ~, gelblich grüne

Epistaxis 1 K Nasenbluten
Itching, tip 1 K Juckreiz, Nasenspitze
Obstruction 1 K Verstopfung
~, left 1 K ~, links
~, warm room 1 K ~, warmer Raum
Pain, burning, pepper, as from 1 K Schmerzen, brennende, Pfeffer, wie durch
Smell, acute 1 K Geruchssinn, geschärft
~, ~, sensitive to the odour of flowers 1 K ~, ~, empfindlich für den Geruch von Blumen
~, ~, sensitive to the odour of fruit 1 NR ~, ~, empfindlich für den Geruch von Früchten
Sneezing 1 K Niesen
Twitching 1 K Zucken

Face Gesicht

Chapped 1 K Aufgesprungen
Contraction 1 K Zusammenziehung/schnürung
Discolouration 1 K Verfärbung
~, red, eating or drinking, after 1 NR ~, rot, Essen oder Trinken, nach dem
~, ~, hot 1 NR ~, ~, heiß
~, ~, right 1 K ~, ~, rechts
~, ~, waking, on 1 NR ~, ~, Erwachen, beim
Distortion 1 K Verzerrung
Dryness 1 K Trockenheit
~, lips 2 K ~, Lippen
Eruptions, mouth, around 2 K Ausschläge, Mund, um den
~, nose, around 1 K ~, Nase, um die
~, dry 1 K ~, trockene
~, herpes, lips, about 2 K ~, Herpes, Lippen, um die
~, ~, mouth, corners 1 K ~, ~, Mundwinkel
~, pustules, cheeks 1 K ~, Pusteln, Wangen
Expression, changed 1 K Ausdruck, verändert
Licks, lips 1 NR Leckt, Lippen
Long, sensation as if elongated 1 K Lang, Verlängerungsgefühl
~, ~, nose 1 NR ~, ~, Nase
Numbness, jaw 1 K Taubheitsgefühl, Kiefer
~, mouth, around 1 K ~, Mund, um den
Pain, lower jaw, extending to ear 1 K Schmerzen, Unterkiefer, erstrecken sich zum Ohr Peeling, lips 1 K Abschälen, Lippen
Shrivelled 1 K Runzlig
~, eyes, around 1 NR ~, Augen, um die
Swelling 1 K Schwellung/Anschwellen
Tension, jaw, lower 1 K Spannung, Unterkiefer
~, lips 1 K ~, Lippen
~, of skin 1 K ~, der Haut
Tingling, cheeks 1 K Kribbeln/Prickeln, Wangen
Twitching, right 1 K Zucken, rechts
~, eye, below 1 NR ~, Auge, unter dem
~, lips, below 1 NR ~, Lippen, unter den
Wrinkled, eyes, around 1 NR Faltig, Augen, um die

Mouth Mund

Biting, chewing lips 1 NR Beißen, kaut auf den Lippen
Discolouration, brown, pale brown 1 NR Verfärbung, braun, blaßbraun
~, tongue, black 1 K ~, Zunge, schwarz
~, ~, brown, yellowish 1 K ~, ~, gelblichbraun
~, ~, orange 1 NR ~, ~, orange
~, ~, red spots 1 K ~, ~, rote Flecken
~, ~, white spots, clean 1 K ~, ~, weiße Flecken, sauber
~, ~, yellow, white 1 K ~, gelb, weiß
Dryness, evening 1 K Trockenheit, abends
Hollow, sensation, between tongue and hard palate 1 NR Hohlraum, Gefühl von einem, zwischen Zunge und hartem Gaumen
Pain, sore, palate 1 K Schmerzen, wund, Gaumen
~, ~, ~, touched, when 1 K ~, ~, ~, bei Berührung
Salivation 1 K Speichelfluß
~, dyspepsia, with 1 NR ~, Verdauungsstörung, bei
~, lying, while 1 K ~, Liegen, im
Taste, acrid 1 K Geschmack, scharf
~, bad, thirst, with 1 NR ~, schlecht,

Durst, mit
~, wanting, orange juice 1 NR ~, fehlend, Orangensaft
~, ~, tea 1 NR ~, ~, Tee
Ulcers 1 K Geschwüre

Teeth Zähne

Pain, canines 1 K Schmerzen, Eckzähne
~, upper teeth, right, canine 1 NR ~, obere Zähne, rechter Eckzahn

Throat Hals

Discolouration, redness, dark red 1 K Verfärbung, Röte, dunkelrot
Dryness, morning, waking, on 1 K Trockenheit, morgens, Erwachen, beim
Irritation, right 1 NR Reizung, rechts
Lump, plug etc., sensation of 1 K Kloß, Pfropf etc., Gefühl von einem
Pain, rawness 2 K Schmerz, Wundheit
~, ~, extending to nose 1 NR ~, ~, erstreckt sich zur Nase
~, ~, hawking, when 1 K ~, ~, Freiräuspern, beim
~, sore 2 K ~, wie entzündet/Angina
~, ~, left 1 K ~, ~, links
~, ~, evening 1 K ~, ~, abends
~, soreness, cervical glands 1 K ~, Entzündungsschmerz, Halsdrüsen
Pulsating, lying left side, < 1 NR Pulsieren, Liegen auf der linken Seite, <
Swallow, disposition to, mucous, from thick 1 K Schlucken, Neigung zu, Schleim, durch dicken
Swallowing, difficult 1 K Schlucken, erschwert
Swelling, left, pressure, < 1 NR Schwellung, links, Druck,<
Tingling 1 K Prickeln/Kribbeln

Stomach Magen

Appetite, diminished 1 K Appetit, vermindert
~, increased 1 K ~, vermehrt
~, ~, twilight 1 NR ~, ~, Dämmerung
~, ~, waking, on 1 K ~, ~, Erwachen, beim
Beetroot, desire 1 NR Rote Beete, Verlangen
Butter, aversion 1 SR Butter, Abneigung
Cheese, aversion 1 SR Käse, Abneigung
Cherries, desire 1 SR Kirschen, Verlangen
Chocolate, < 1 SR Schokolade, <
~, desire 1 SR ~, Verlangen
Cold drink, cold water, desire 1 SR Kalte Getränke, kaltes Wasser, Verlangen
Cooked food, aversion 1 SR Gekochte Speisen, Abneigung
Desires, indistinct, knows not what 1 K Verlangen, unbestimmt, weiß nicht wonach
Emptiness 1 K Leeregefühl
Eructations, evening 1 K Aufstoßen, abends
Fats and rich food, aversion 1 SR Fette und reichhaltige Speisen, Abneigung
Fruit juice, desire 2 NR Fruchtsaft, Verlangen
Fruit, desire 1 SR Obst, Verlangen
~, red fruit, desire 1 NR ~, rotes, Verlangen
Fullness, sensation of 1 K Völlegefühl
Heartburn 1 K Sodbrennen
~, afternoon 1 K ~, nachmittags
~, evening 1 K ~, abends
~, smoking, while 1 K ~, Rauchen, beim
Ice cream, aversion 1 SR Speiseeis, Abneigung
Ice, desire 1 SR Eis, Verlangen
Insects, desires, black beetles, slugs, grasshoppers 1 NR Insekten, Verlangen, schwarze Käfer, Nacktschnecken, Grashüpfer
Juicy things, desire 1 SR Saftiges, Verlangen
Nausea, 4 pm 1 K Übelkeit, 16 Uhr
~, cough, during 1 K ~, Husten, bei
~, eating, before 1 K ~, Essen, vor dem
~, tea, after 1 K ~, Tee trinken, nach dem
Oranges, desire 1 SR Apfelsinen, Verlangen
~, blood orange, desire 1 NR ~,

Blutorange, Verlangen
Pain, bending double, > 1 K Schmerzen, Zusammenkrümmen, sich, >
Pepper, red, desire 1 NR Paprika, rote, Verlangen
Red food, desire 1 NR Rote Speisen, Verlangen
Refreshing things, desire 1 SR Erfrischende Dinge, Verlangen
Retching, cough, with 1 K Würgen, Husten, mit
Sauerkraut, desire 1 SR Sauerkraut, Verlangen
Soda water, desire 1 NR Sodawasser, Verlangen
Solid food, aversion 1 SR Feste Nahrung, Abneigung
Sweets, < 1 SR Süßigkeiten, <
~, aversion 1 SR ~, Abneigung
~, desire 1 SR ~, Verlangen
Tea, < 1 SR Tee, <
~, aversion 1 SR ~, Abneigung
Thirst, afternoon 1 K Durst, nachmittags
~, small quantities, for 1 K ~, kleine Mengen, auf
Tube shaped food, desire 1 NR röhrenförmige Nahrung, Verlangen
Vomiting, midnight 1 K Erbrechen, Mitternacht
Warm drinks, < 1 SR Warme Getränke, <
Weak feeling 1 K Schwächegefühl

Abdomen Abdomen

Distension, of abdomen with flatus 1 K Auftreibung, des Abdomen mit Flatus
~, evening 1 K ~, abends
~, ~, 6 pm 1 K ~, ~, 18 Uhr
~, ~, 7 pm 1 K ~, ~, 19 Uhr
~, rubbing, > 1 NR ~, Reiben, >
Flatulence 2 K Flatulenz
~, evening 1 K ~, abends
Itching, iliac region 1 K Juckreiz, Darmbeinbereich
Pain, inguinal, sitting, while 1 K Schmerzen, Leistengegend, Sitzen, im
~, aching, dull, extending transversely 1 K ~, weh tun, dumpfe S., breiten sich quer aus
~, cramping, griping, 6 am 1 K ~, krampfartige, kolikartige, 6 Uhr
~, ~, ~, hypochondria 1 K ~, ~, ~, Hypochondrium
~, ~, ~, menses, during 1 K ~, ~, ~, Menses, während der
~, stitching, hypochondria, right 1 K ~, stechende, Hypochondrium, rechts
~, ~, liver 1 K ~, ~, Leber
Restlessness, pain, with 1 NR Ruhelosigkeit, Schmerzen, bei
Rumbling 1 K Rumpeln
~, lying 1 K ~, Liegen, im

Rectum Rektum

Constipation, alternating with diarrhoea 1 K Verstopfung, abwechselnd mit Durchfall
~, stool remains long in the rectum, no urging 1 K ~, Stuhl bleibt lange im Rektum, kein Drang
Diarrhoea 1 K Durchfall
~, evening 1 K ~, abends
Flatus, diarrhoea, during 1 K Flatus, Durchfall, bei
~, evening 1 K ~, abends
~, loud, stool, spluttering 1 K ~, laut, Stuhl, heraussprudelnd/schaumig
~, offensive 1 K ~, übelriechend
~, ~, sour 1 NR ~, ~, sauer
Inactivity, of rectum 1 K Untätigkeit/Trägheit, des Rektums
Pain, sore, evening 1 K Schmerzen, wund, wie zerschlagen, abends
~, tenesmus 1 K ~, Tenesmus

Stool Stuhl

Acrid 1 K Scharf/ ätzend
Frequent 1 K Häufig
Hard 1 K Hart
Light coloured 1 K Hell
Odour, offensive 1 K Geruch, übelriechend
Reddish 1 K Rötlich
Soft 1 K Weich
Watery, brown 1 K Wässrig, braun

Female Genitals

Weibliche Genitalien

Menses, brown 1 K Menses, braun
~, copious 1 K ~, reichlich/übermäßig
~, frequent, too early 1 K ~, häufig, zu früh
~, ~, three days too early 1 SR ~, ~, drei Tage zu früh
~, protracted 1 K ~, protrahiert/lang hingezogen
~, scanty, then copious 1 SR ~, spärlich, dann reichlich
Odour, fishlike, coition, during 1 NR Geruch, nach Fisch, Koitus, beim
Pain, vagina, coition, during 1 K Schmerzen, Vagina, Koitus, beim

Larynx Larynx

Voice, broken 1 K Stimme, gebrochen
~, changeable 1 K ~, veränderlich
~, deep 1 K ~, tief
~, higher 1 K ~, höher
~, lost, cold, exposure to 1 K ~, verloren, Kälte, infolge von
~, ~, momentarily 1 K ~, ~, zeitweilig

Respiration Atmung

Abdominal 1 K Abdominal
Deep 1 K Tief
Slow 1 K Langsam

Cough Husten

Night, wakens from the cough, 4 am 1 K Nachts, erwacht vom Husten, 4 Uhr
~, midnight after, 4 am 1 K ~, Mitternacht, nach, 4 Uhr
Bending, forced to bend double 1 K Beugen, gezwungen sich zusammenzukrümmen
Dry 1 K Trockener
~, evening 1 K ~, abends
Hard, evening 1 K Harter, abends
Heartburn, from 1 K Sodbrennen, durch
Hold, cough obliges him to , himself inwardly 1 K Halten, Husten zwingt ihn, sich nach innen zu
Loose 1 K Lockerer
Motion, < 1 K Bewegung, <
Paroxysmal 1 K Anfallsartiger
~, night 1 K ~, nachts
~, ~, drinking, > 1 K ~, ~, trinken, >
Sit up, must 1 K Aufsetzen, muß sich
Sitting, bent, > 1 K Sitzen, zusammengekrümmt, >
Swallowing, < 1 K Schlucken, <

Chest Brust

Catarrh 1 K Katarrh/Schleim
Cease, sensation as if heart had ceased 1 K Aussetzen, Gefühl, als hätte der Herzschlag ausgesetzt
Coldness, internal 1 K Kälte, innerliche
Constriction, heart, back of 1 NR Zusammenschnürung, Herzens, Rückseite des
~, sternum 1 K ~, Brustbein
Displacement of heartbeat, as if between scapulae 1 NR Verlagerung des Herzschlags, als ob, zwischen die Schulterblätter
Distention of heart, pushing against back, spreading up and out 1 NR Ausdehnung des Herzens, drückt gegen den Rücken, breitet sich nach oben und außen aus
Fullness, mammae 1 K Fülle, Brüste
~, ~, sensation, with milk, as if 1 NR ~, ~, Gefühl wie mit Milch gefüllt
Hypertrophy of heart, sensation of, bulging through ribs, lying 1 NR Hypertrophie des Herzens, Gefühl von, wölbt sich durch die Rippen hindurch, im Liegen
Lump, sensation of, under sternum 1 K Knoten, Gefühl von einem, unterhalb des Brustbeins
Pain, mammæ, menses, before 1 K Schmerzen, Brüste, Menses, vor der
~, aching, lower part 1 K ~, weh tun, unterer Abschnitt
~, ~, sides, right 1 K ~, ~, Seiten, rechts
~, drawing, mammae, synchronous with heartbeat 1 NR ~, ziehende, Brüste, synchron mit dem Herzschlag

~, sore, sternum 1 K ~, wund, Brustbein
~, stitching, lower ribs, right 1 K ~, stechende, untere Rippen, rechts
~, ~, mammae, right 1 K ~, ~, Brüste, rechts
~, ~, ~, then left 1 NR ~, ~, ~, dann links
~, ~, sides, right 1 K ~, ~, Seiten, rechts
~, ~, ~, ~, extending to back 1 K ~, ~, ~, ~, breiten sich zum Rücken aus
~, ~, ~, left 1 K ~, ~, ~, links
Palpitation, heart, tumultuous 1 K Herzklopfen, tumultartig
Rub, mammae, desire to 1 NR Reiben, Brüste, Verlangen zu
Spasm, explosive sensation 1 NR Krampf, explosionsartiges Gefühl
Spasms, diaphragm 1 K Krämpfe, Zwerchfell
Threads, mammae, drawn through, as if 1 NR Fäden, Brüste, hindurch gezogen, als ob
Tingling 1 K Kribbeln/Prickeln

Back Rücken

Coldness, extending up the back 1 K Kälte, erstreckt sich aufwärts am Rücken
Curvature of spine, curved inwards, sensation of 1 NR Wirbelsäulenkrümmung, nach innen gekrümmt, Gefühl als ob
Discomfort, sensation of 1 NR Unbehagen, Gefühl von
Eruptions, cervical region, margins of hair 1 K Ausschlag, Halsbereich, Haaransatz
~, urticaria 1 K ~, Urtikaria
Itching, dorsal region, scapula 1 K Juckreiz, Dorsalbereich, Schulterblätter
~, dorsal, scapulae, between 1 K Juckreiz, dorsaler, Schulterblättern, zwischen den
Pain, menses, during 1 K Schmerzen, Menses, während der
~, sore, dorsal region, scapulae, between, hard pressure, < 1 NR ~, Wundschmerz, Dorsalbereich, Schulterblättern, zwischen den, harter Druck, <
~, stitching, extending, shoulders, left 1 NR ~, stechende, erstrecken sich, Schulter, zur linken
~, ~, inhalation, on 1 K ~, ~, Einatmen, beim
~, ~, lumbar 1 K ~, ~, Lendenbereich
Prickling, cervical region 1 K Prickeln, Halsbereich
Sensitive, dorso lumbar region, touch, < 1 NR Empfindlich, dorsolumbarer Bereich, Berührung, <
Stiffness, cervical 1 K Steifheit, des Halses
~, region 1 K ~, Halsbereich
~, waking, on 1 K ~, Erwachen, beim
Tension, cervical region 1 K Verspannung, Halsbereich
~, dorsal region 1 K ~, Dorsalbereich
~, ~, extending across shoulders to chest 1 NR ~, ~, erstreckt sich über die Schultern zur Brust
~, shoulders, extending to neck 1 NR ~, Schultern, erstreckt sich zum Hals/Nacken
Wider, powerful, with arms shorter, sensation of 1 NR Weiter, kraftvoll, mit verkürzten Armen, Gefühl als sei der Rücken

Extremities Extremitäten

Awkwardness 1 K Unbeholfenheit/ Ungeschicklichkeit
~, hands, drops things 1 K ~, Hände, läßt Gegenstände fallen
~, lower limbs, knocks against things 1 K ~, untere Gliedmaßen, stößt gegen Gegenstände
Coldness, hand 1 K Kälte, Hand
~, foot 1 K ~, Fuß
~, ~, icy cold 1 K ~, ~, eiskalt
~, ~, toes 1 K ~, ~, Zehen
Eruption, shoulder 1 K Ausschlag, Schulter
~, ~, pimples, itching 1 K ~, ~, Pickel, juckende
~, forearm, itching 1 K ~, Unterarm, juckender
~, desquamating, fingers 1 K ~, abschuppender, Finger

~, thumb 1 K ~, Daumen

~, thigh 1 K ~, Oberschenkel

~, ~, pimples 1 K ~, ~, Pickel

Exostoses, wrist 1 NR Exostose, Handgelenk

Hardness, skin, hands 1 K Härte, Haut, Hände

Heaviness 1 K Schwere

~, lower limbs 1 K ~, untere Gliedmaßen

Itching 1 K Juckreiz

~, forearm 1 K ~, Unterarm

~, ~, scratching, > 1 K ~, ~, Kratzen, >

~, leg, over tibia 1 K ~, Bein, über dem Schienbein

Numbness, fingers, fourth, fingertip 1 K Taubheit, Finger, Ringfinger, Fingerspitze

Pain, bones 1 K Schmerzen, Knochen

~, joints, wandering 1 K ~, Gelenke, wandernde

~, forearm, night 1 K ~, Unterarme, nachts

~, forearm, grasping, while 1 K ~, ~, Ergreifen, beim

~, ~, paroxysmal 1 K ~, ~, anfallsartig

~, wrist, night 1 K ~, Handgelenk, nachts

~, hand, wandering 1 K ~, Hand, wandernde

~, foot, wandering 1 K ~, Fuß, wandernde

~, aching, joints 1 K ~, weh tun, Gelenke

~, ~, upper limbs 1 K ~, ~, obere Gliedmaßen

~, ~, hand 1 K ~, ~, Hand

~, ~, toes, first joints 1 K ~, ~, Zehen, erste Gelenke

~, gnawing, leg 1 K ~, nagende, Bein

~, shooting, fingers 1 K ~, schießende, Finger

~, ~, thigh, back of 1 K ~, ~, Oberschenkels, Rückseite des

~, ~, ankle 1 K ~, ~, Fußgelenk

Powerful, hands feel 1 NR Kraftvoll, Hände, fühlen sich k. an

Pulsation, thigh 1 K Pulsieren,Oberschenkel

Restlessness, feet 1 K Ruhelosigkeit, Füße

Tension, forearm 1 K Spannung, Unterarm

~, thigh 1 K ~, Oberschenkel

Weakness, upper limbs, taking hold of something 1 K Schwäche, obere Gliedmaßen, Ergreifen von etwas, beim

~, wrists 1 K ~, Handgelenke

~, leg 1 K ~, Bein

Sleep Schlaf

Bad 1 SR Schlechter

Deep 1 SR Tiefer

Light 1 SR Leichter

Position, back, on 1 SR Lage, Rücken, auf dem

Prolonged 1 SR Überlanger

Restless 1 SR Unruhiger

Rise, indisposed to, remain in bed, desire to 1 SR Aufzustehen, abgeneigt, Bett bleiben, möchte im

~, must rise 1 SR ~, muß aufstehen

Semiconscious 1 SR Halbwacher

Sleepiness 1 SR Schläfrigkeit

~, afternoon, 3 pm 1 NR ~, nachmittags, 15 Uhr

~, eating, after 1 SR ~, Essen, nach dem

~, menses, during 1 SR ~, Menses, während der

~, waking, on 1 SR ~, Erwachen, beim

Sleeplessness 1 SR Schlaflosigkeit

~, 2 am, until 1 SR ~, 2 Uhr, bis

~, 3 am, until 1 SR ~, 3 Uhr, bis

Waking, 2 3 am 1 SR Erwachen, 2 3 Uhr

Waking, frequent 1 SR ~, häufiges

~, heat, from and with 1 SR ~, Fieberhitze, wegen und bei

~, perspiration, from 1 SR ~, Schwitzen, vom

~, slept one's fill, as having 1 SR ~, ausgeschlafen, als hätte man

Yawning, weariness, with 1 SR Gähnen, Abgeschlagenheit, mit

Dreams Träume

Accusations, crime, wrongful of 1 SR Beschuldigungen, Verbrechens, fälschlich eines
Acquaintances 1 SR Bekannte
Animals 1 SR Tiere
Automobiles 1 NR Autos
~, driving themselves 1 NR ~, selbstfahrende
~, wheels detaching from body 1 NR ~, Räder abgelöst von der Karosserie
Babies 1 NR Säuglinge
Bird, large black 1 NR Vogel, großer schwarzer
Buildings 1 SR Gebäude
Childbirth 1 NR Geburt eines Kindes
Children 1 SR Kinder
Comical 1 SR Lustige
Computers 1 NR Computer
Confused 1 SR Verworrene
Crime, accused wrongfully of c., being 1 SR Verbrechen, fälschlich eines V. angeklagt sein
Crushed, people being 1 NR Zerquetscht, Menschen werden
Darkness 1 SR Dunkelheit
Death, relatives, of 1 SR Tod, Verwandten, von
Disease, ulcers, abdomen 1 SR Krankheit, Geschwüre, Bauch
Exciting 1 SR Aufregende
Falling 1 SR Fallen
~, window, friends f. from a 1 NR ~, Fenster, Freunde f. aus einem
Family 1 SR Familie
~, loses his 1 NR ~, verliert seine
Fire 1 SR Feuer F
ishes, gold metal 1 NR Fische, gold metallene
Flying 1 SR Fliegen
Food 1 SR Nahrung
Fortune tellers 1 NR Wahrsager
Friends, falling from a window 1 NR Freunde, fallen aus einem Fenster
Fruit 1 SR Obst
Goats 1 NR Ziegen
Growing things 1 SR Größer werden, Dinge, die
Guns and cannons 1 SR Gewehre und Kanonen
Gypsies 1 NR Zigeuner
Horses 1 SR Pferde
Hung, hanged man falling down an interminable lift shaft 1 NR Gehängter, g. Mann fällt einen Aufzugschacht hinunter
Hurry 1 SR Eile
Injuries 1 SR Verletzungen
Journeys 1 SR Reisen
~, by automobile 1 NR ~, mit dem Wagen
Lost, home at 1 SR Verirrt, Hause, zu
Markets 1 NR Märkte
~, Indian 1 NR ~, Indische
Murder 1 SR Mord
Pain, abdomen 1 SR Schmerzen, Bauch
~, uterus, ovaries 1 NR ~, Gebärmutter, Eierstöcke
People 1 SR Menschen
~, crowds 1 SR ~, Mengen
Pregnant, being 1 SR Schwanger sein
Rope, lowering, object passed window 1 NR Seil, heruntergelassenes, Objekt schwebt am Fenster vorbei
Sea 1 SR Meer
Theft, being accused of 1 SR Diebstahls, angeklagt sein, eines
Unremembered 2 SR erinnern, kann sich nicht an seine Träume
Unsuccessful efforts 1 SR erfolglose Anstrengungen
Vexatious 1 SR Verdrießliche/ ärgerliche
Vivid 1 SR Lebhafte
Worms 1 SR Würmer

Chill Frost

Chilliness, evening 1 K Frösteln, abends
Trembling and shivering 1 K Zittern und Bibbern
Warm room, not > in, nor by a warm stove 1 K Warmem Raum, nicht > in, noch durch warmen Ofen

Fever Fieber

Alternating with chills 1 K Abwechselnd mit Frostschauern
Chill, with 1 K Frost, mit

Evening, chilliness, with 1 K Abends, Frösteln, mit
Night, chilliness, with 1 K Nachts, Frösteln mit
Perspiration, heat, with 1 K Schwitzen, Fieberhitze, mit
Succession, chill, followed by heat and sweat 1 K Abfolge, Frost, gefolgt von Hitze und Schweiß

Perspiration Schwitzen

Night, waking, on 1 K Nachts, Erwachen, beim

Skin Haut

Dry 1 K Trocken
Hard 1 K Hart
~, thickening, with 1 K ~, Verdickung, mit
Itching 1 K Juckreiz
~, scratching till it bleeds 1 K ~, Kratzen, bis es blutet
Numbness 1 K Taubheitsgefühl
Sensitiveness 1 K Empfindlichkeit

Generalities Allgemeinsymptome

Agility 2 SR Behendigkeit
Air, open, > 1 SR Freien, besser im
~, ~, desire for 1 SR Verlangen nach frischer Luft
Bending, double, > 1 SR Sich Zusammenkrümmen >
~, forward, > 1 SR Vorwärtsbeugen >
Cold, in general, < 1 SR Kälte im allgemeinen <
~, tendency to take 1 SR Erkältungen, Neigung zu
Contradictory and alternating states 1 SR Widersprüchliche und abwechselnde Zustände
Cover, > and desire for 1 SR Bettdecke, > und Verlangen nach
Doubling up of the body 1 SR Zusammenkrümmen des Körpers
Efficiency increased 1 SR Leistungsfähigkeit erhöht
Evening, 6 - 9 pm 1 NR Abends, 18 - 21 Uhr
~, 6 pm 1 SR ~, 18 Uhr
Heat, flushes of, evening, eating, after 1 SR Hitzewallungen, abends, nach dem Essen
~, sensation of 1 SR Hitzegefühl
~, ~, exertion, on 1 SR ~, bei Anstrengung
~, ~, night 1 SR ~, nachts
~, ~, waking, on 1 SR ~, beim Erwachen
~, vital, lack of 1 SR Lebenswärme, Mangel an
Heaviness, internally 1 SR Schweregefühl, innerliches
Hypertension 1 SR Hypertonie
Lassitude 1 SR Mattigkeit
~, alternating with, activity 1 SR ~, abwechselnd mit Aktivität
~, ~, mental clarity 1 NR ~, ~, geistiger Klarheit
Light < 1 SR Licht <
~, sunlight > 1 SR ~, Sonnenlicht >
Lying, knee chest position > 1 SR Liegen, Knie-Brust-Lage >
Motion > 1 SR Bewegung >
Moon, new moon > 1 NR Neumond >
Pain, burning, internallly 1 SR Schmerzen, Brennen, innerliches
Sides, left 1 SR Seiten, links
~, right 1 SR ~, rechts
~, right then left 1 SR ~, rechts dann links
Sitting, > 1 SR Sitzen >
Standing, < 1 SR Stehen <
Strength, sensation of 1 SR Stärke, Gefühl von
Stretching 1 SR Sich strecken
~, backwards 1 SR ~, rückwärts
Sudden manifestation 1 SR Plötzlich auftretende Symptome
Threads, sensation of 2 SR Fäden, Gefühl von
Trembling 1 SR Zittern
Walking, air, open > 1 SR Gehen, im Freien >
~, desire for 1 SR ~, Verlangen zu
Warm < 1 SR Wärme <
~, bed, > 1 SR Bettwärme >
~, desire for warm bed 1 SR ~, Verlangen nach Bettwärme
~, stove, > 1 SR ~, Ofenwärme >

~, wraps, > 1 SR ~, Wickel, Umschläge >

Weakness 1 SR Schwäche

~, chill, during 1 SR ~, Fieberfrost, im

Weariness 2 SR Abgeschlagenheit, Müdigkeit

~, chill, during 1 NR ~, Fieberfrost, im

~, evening 1 SR ~, abends

Weather, cold wet < 1 SR Wetter, naßkaltes <

~, dry, > 1 SR ~, trockenes >

~, dry and warm, > 1 SR ~, trockenwarmes >

Die natürliche Verwandtschaft der Heilmittel

The Natural Relationship of Remedies

Angelika Bolte
Jörg Wichmann

Alle homöopathisch verwendeten Mittel in der Ordnung ihrer biologischen oder chemischen Verwandtschaften, inclusive zahlreicher Mittel aus der Phytotherapie und der Bachblüten.

Insgesamt mehr als 1600 Substanzen.
Angabe der gängigen Synonyma oder veralteten Bezeichnungen, sowie der lateinischen, englischen und deutschen Namen.
Mit Index nach gängigen homöopathischen Namen und Abkürzungen .
zweisprachig, ca. 200 Seiten, ISBN 3-00-001790-9

Preis 32,00 DM (Hfl oder SFr)

Erwähnt sind 900 Pflanzen, davon 120 nur phytotherapeutisch eingesetzte, 230 Tiermittel und Nosoden, und 450 mineralische Mittel.

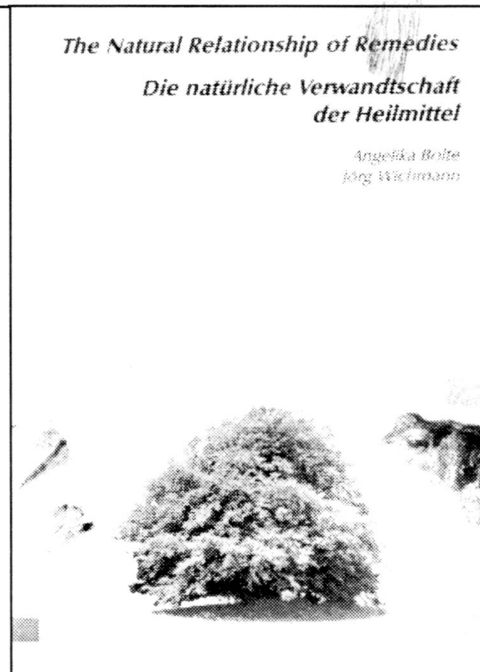

Z.B. können Sie
- auf einen Blick alle homöopathisch verwendeten Korbblütler, Pilze, Spinnen oder aromatischen C-Verbindungen sehen
- bemerken, daß Nux vomica überhaupt nicht mit Nux moschata, sehr eng aber mit Gelsemium verwandt ist, oder daß Tarentula hispanica und Tarentula cubensis kaum verwandt sind
- die homöopathischen Mittel in der Verwandtschaft auch zu anderen naturheilkundlich verwendeten Stoffen sehen
- die immer wieder auftretende Verwirrung klären, was nun wirklich womit verwandt ist und eigentlich wie korrekt heißt
- Informationen über ein bestimmtes Mittel in wissenschaftlichen Fachbüchern leichter auffinden, wenn Sie genau wissen, wo Sie suchen müssen und wie das Mittel in heutiger Fachsprache heißt (z.B. könnten Sie lange nach „Mygale lasiodora" suchen oder nach „Cinnabaris").
- sehen, daß es mehr als 20 Wassermittel außer Sanicula Aqua gibt und 70 verschiedene Nosoden, um nur ein paar Beispiele für die erstaunlich breite Palette unserer Mittel zu nennen.

Endlich auf Deutsch!

Arzneimittelprüfungen von Jeremy Sherr

Die Arzneimittelprüfungen von Jeremy Sherr sind bekannt geworden durch ihre außerordentliche Gründlichkeit und saubere, „klassische“ Ausführung und Bearbeitung.
Die beiden ersten auf Deutsch vorliegenden vollständigen Prüfungstexte haben bereits Eingang in die großen Repertorien gefunden; und ihre Symptome konnten in der Praxis vielfach bestätigt werden.

Hahnemann arbeitete bei seiner Mittelwahl fast nur mit Prüfungstexten. Jeremy Sherr folgt der Devise, daß wir ein Mittel nur wirklich gut verstehen können, wenn wir die Originalprüfung gelesen und uns mit ihr auseinandergesetzt haben. Er veröffentlicht den ursprünglichen Text der Prüfenden in vollem Wortlaut, ohne die Symptome zusammenzufassen oder auf Rubriken zu reduzieren.

die ersten Bände:

Schokolade und **Hydrogenium**

ISBN 3-933760-01-1

ISBN 3-933760-02-X

Alle homöopathischen Arzneimittelprüfungen von Jeremy Sherr werden in dieser Reihe in deutscher Übersetzung in gleichem Format vorgelegt werden. Das Format (90% A4) soll ermöglichen, die Bände als Bücher einzeln zu sammeln, sie zusammenzuheften zu einem Band oder sie persönlichen Ordnern den einzelnen Arzneimitteln zuzuheften.

je Band DM 30,00

im Fagus Verlag

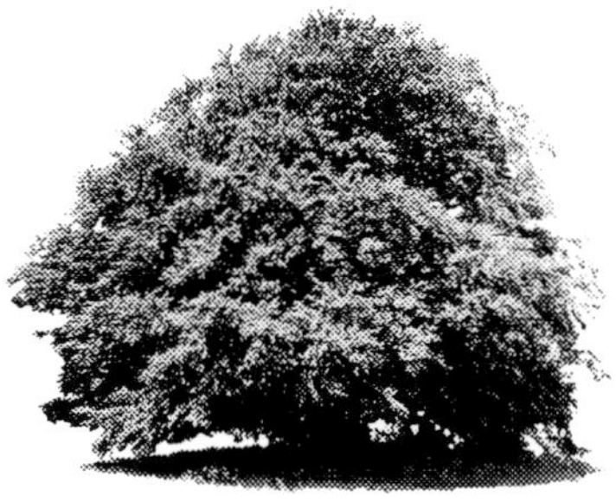

„Eine sorgfältige Prüfung wird ein gut abgerundetes Mittel hervorbringen. Für mich ist eine gute Prüfung so viel wert wie zehn oberflächliche.“ *J.Sherr*

Endlich auf Deutsch!

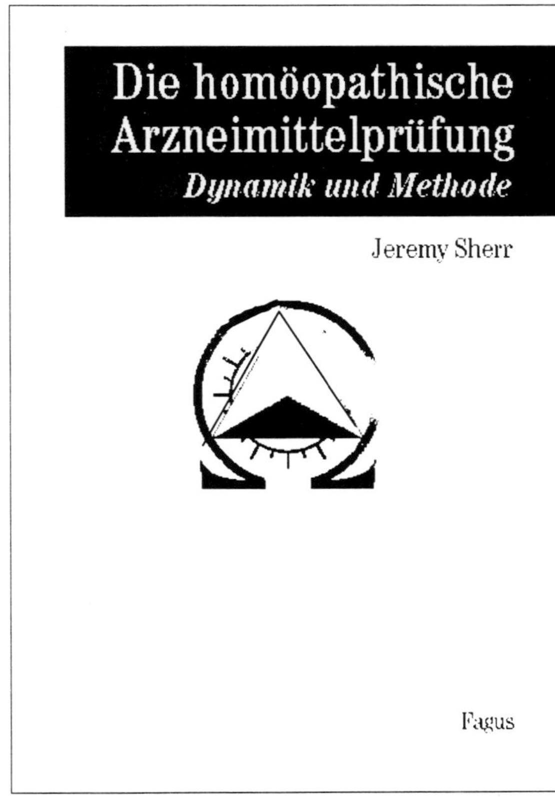

Die homöopathische Arzneimittelprüfung

- Dynamik und Methode

Jeremy Sherr

Die Arzneimittelprüfung ist die Grundlage und Hauptquelle aller homöopathischen Erkenntnis über unsere Mittel.

Viele neue Prüfungen werden heute durchgeführt - von sehr unterschiedlicher Gründlichkeit und Zuverlässigkeit.

Aufgrund seiner jahrelangen internationalen Erfahrung mit homöopathischen Arzneimittelprüfungen hat Jeremy Sherr es unternommen, anhand der „Klassiker“ ein systematisches Basiswerk über die Arzneiprüfungen zu schreiben.

Ein Standardwerk, das nicht nur für diejenigen wichtig ist, die an Arzneiprüfungen teilnehmen oder solche organisieren wollen, sondern auch für alle HomöopathInnen, denen es um ein tieferes Verständnis ihrer Arbeitsgrundlagen geht.

Mit dem derzeit umfangreichsten und aktuellsten Verzeichnis neuerer Arzneimittelprüfungen (über 500 Prüfungen) - auch gegenüber der engl. Originalausgabe aktualisiert und korrigiert.
Im Anhang kopierbare Anleitungsblätter für Prüfer und Supervisoren.

ISBN 3-933760-00-3 Preis DM 36,00

im Fagus-Verlag